# 孕前三个月必备指南

严晓莉◎编著

上海科学普及出版社

**图书在版编目(CIP)数据**

孕前三个月必备指南 / 严晓莉编著. -- 上海 : 上海科学普及出版社, 2012.8
ISBN 978-7-5427-5329-8

Ⅰ. ①孕… Ⅱ. ①严… Ⅲ. ①优生优育－指南 Ⅳ. ① R169.1-62

中国版本图书馆 CIP 数据核字(2012)第 083046 号

**责任编辑** 宋惠娟
**特邀编辑** 蔡 婷

**孕前三个月必备指南**
严晓莉 编著
上海科学普及出版社出版发行
(上海中山北路 832 号 邮政编码 200070)
http://www.pspsh.com

---

各地新华书店经销 北京集惠印刷有限责任公司 印刷
开本 787×1092 1/16 印张 17 字数 240 千字
2012 年 8 月第 1 版 2012 年 8 月第 1 次印刷

---

ISBN 978-7-5427-5329-8 定价:29.80 元

想要生一个健康聪明的宝宝，是每一对夫妻的心愿，也是每个家庭的渴望。但孕育后代并不是一件简单的事情。很多时候大家所重视的只是孕期和孕后，而忽略了更为重要的孕前这段时间。事实上，为了孕育出优秀的宝宝，夫妻双方更应该在孕前做好心理和生理上的准备。本书便是从这些方面入手，让夫妻们详细了解孕前各方面的知识，轻松享有好“孕”。

# 前言

当一对新人步入婚姻的殿堂，幸福地展开笑容时，他们便被命运的红线紧紧地系在一起。孕育出爱的结晶，是他们紧接着需要面对的一件大事。

我们平时经常说“结婚生子”，由此可见，成家立业后的夫妻们的重中之重，便是孕育后代。不过，生育后代，可不是动动嘴皮子就可以完成的“任务”，为了尽可能完美地完成这项“任务”，夫妻双方需要经历漫长而艰辛的路程。而在踏上路程之前的准备工作，则是夫妻双方不得不面对的另一重任。

经常有小夫妻在孕前感到迷茫和不安，他们担心自己柔弱的肩膀无法担起养育即将到来的小生命的责任，害怕自己的孕前准备工作做得不充分，使未来的宝宝落后一步。之所以会有这样的担心，是因为他们对未来宝宝充满了爱，想把更多的爱奉献给未来的他或她。

那么，到底什么样的孕前准备工作才算是做充分了呢？本书以年轻人的视角为出发点，撇弃枯燥乏味的专业词汇，用有趣、通俗的语言和读者进行交流，将孕前应该注意的日常细节和准备工作一一指出，让夫妻们在愉悦的阅读环境下，了解“造人”秘诀。

优生优育是永不过时的一个话题，每个家庭都想孕育出健康聪明的宝宝，为此，很多夫妻都把目光投在了饮食保健上，以为吃得好、穿得好、用得好，就能得偿所愿。但事实并非如此，营养摄取固然重要，但夫妻双方孕前的身体素质、乐观的情绪、怀孕的时机、遗传等因素，也是不能忽略的。

孕前的准备工作是多方面的，本书便将多方面的孕前知识汇集在一起，内容更科学，语言更风趣，知识点更全面，从优生优育的基本要求到孕前生活禁忌，再到孕前必要的检查工作，都会一一讲到，让小夫妻们安心备孕，胸有成竹地面对将来有可能发生的各种情况。

编者

2012.4

目录
CONTENTS

# 第一章

# 怀孕，也讲究时机

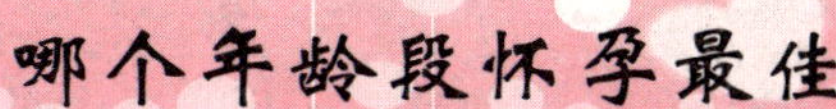

# 哪个年龄段怀孕最佳

## 女性在哪个年龄段怀孕最有利

### 20岁以前

女性在20岁或20岁以前生育，属于过早生育。在很多地方，尤其是在乡镇农村中，父母都习惯于让自己的孩子早早地订婚、结婚、生子，这样就实现了他们传宗接代、延续香火的愿望。岂不知，这样的安排会给女性带来诸多的不利影响。首先，女性在20岁以前还没有完全发育成熟，正处于发育成长的后期，这个时期生育的话，女性的生殖系统仍处在发育的阶段，卵子等尚未处在最佳质量状态，不利于优生，同时还会造成胎儿和母亲共抢营养的情况，对母子的身体发育都有很大的危害。其次，过早生育时，母亲还是刚刚成年的人，可以说还是个“大小孩”，有时连自己都照顾不好，更不用说养育孩子了。

### 21~30岁

这是大多数女性怀孕生育的时间段，也是最佳生育年龄段，在这个时间段中孕育有着诸多的好处。首先是容易怀孕，这个期间，女性体内卵子的活性比较高，并且比较健康，受孕的机会也是一生中最高的。此外，质量比较好的卵子还能够降低婴儿受到感染的机会。

其次，就是发生流产的概率会比较低。这个年龄段的女性，其子宫和臀部的肌肉弹性比较好，可以使分娩推进的过程更加顺利，产后恢复所需要的时间也比较短。

### 31～40岁

随着人们经济收入的增加和生活水平的提高，要第一胎孩子的年龄也越来越推迟了。很多80后的小夫妻都不想过早地要孩子，打算在30多岁再生育。这和世界上发达国家中富裕家庭生子年龄延后、减少要孩子的数量的趋势是一致的。

在31岁后的几年中，大部分女性的健康和生育能力仍处在一个比较理想的状态，而且卵子的质量也比较好，胎儿遗传缺陷的概率还比较低。需要提醒的是，如果女性到了35岁以后再生育第一胎的话，其胎儿患唐氏综合征的概率就会增加，需要在孕前及孕期中和医生密切配合，进行各种检查和护理，以确保母子的安全。

这个年龄段生育的女性有一个比较特殊的优势，就是容易生育双胞胎。在没有进行过提高多胎妊娠受孕机会的生殖治疗情况下，35～39岁的女性要比其他年龄段的女性更容易怀上双胞胎。这是因为，通常女性每次月经周期排出一个卵子，但随着年龄的增大，其卵泡刺激素水平也在升高。当卵泡刺激素出现激增时，可能会发生排出不止一个卵子的情况，从而提高了多胎妊娠的机会。

### 41岁以后

在这个时期生育第一胎的话，大多数女性往往体力和精力已经不支了，身体的恢复也变得缓慢了。但是，此时女性体内的激素水平相对较低，胎盘也相对较小，孕吐的现象也没有年轻的孕妇那么严重。

女性这个时期怀孕，最主要的是要防止遗传缺陷儿的出现。到了41岁以后才生育头胎，胎儿出现各种遗传缺陷疾病的概率很高，而且年龄越大，出现遗传缺陷儿的概率也就越高。同时，高龄孕妇往往会伴有各种疾病，如高血压、糖尿病等。这就需要女性在孕前、孕期中和医生紧密配合，定期检查检测，以确保母亲安全、胎儿健康。

## 高龄女性易“假孕”

假孕的症状包括停经、恶心、呕吐，甚至还会有自觉胎动及腹部隆起的情况出现。然而出现这些症状，未必是真正的怀孕。

迫切希望怀孕的心理因素影响了激素的调节，月经发生紊乱，从而导致停经。恶心、呕吐的现象，则可能是由于过度劳累、精神紧张造成肠胃不适。“胎动”的感觉可能仅仅来自于强烈的肠蠕动。至于隆起的腹部，则或许是因为吃得过多导致发胖的缘故。

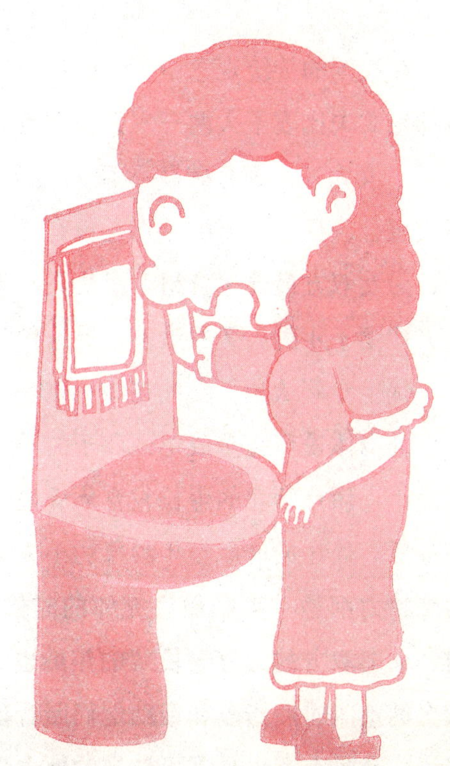

假孕的女性多为大龄白领女性、不孕症患者。假孕多由精神因素引起，白领女性多数结婚偏晚，

到了30多岁才想要小孩，这时候的精神负担往往比较大，精神容易紧张，给自己造成较大的心理负担。时间久了，就会在大脑皮质形成一个强烈的兴奋灶，影响中枢神经系统的正常功能，并通过神经调节及内分泌系统的作用，干扰卵巢的正常排卵，从而造成闭经。继而在激素的影响下，下腹部的脂肪产生堆积，由于体内雌激素和雄激素发生比例失调，会奇妙地在桃腮粉面上长出蝴蝶斑，出现“妊娠体态”。同时，在心理因素的作用下，还会产生恶心、食欲不振或呕吐的现象。其实，这在医学上被称为“假孕”，是一种精神因素造成的闭经现象。

## 准爸爸准妈妈相差几岁最好

在我国的传统观念中，一般都习惯于男大女小的婚姻结合模式。一般都是丈夫比妻子大两三岁，也常有妻子比丈夫年龄稍大的情况，因此有了“女大三，抱金砖”等民间俗语。从情理上讲，只要是夫妻双方情投意合，具体的年龄差别是没有什么关系的。但是，在优生专家的眼中，男女双方最佳生育组合是丈夫和妻子同处在最佳生育年龄段中，而丈夫比妻子年龄大7岁最佳，那这种观点的科学依据在哪里呢？

优生专家认为，女性在24~30岁是生育的最佳年龄段。这一时期，女性的身体发育完全成熟，卵子的质量最高；怀胎生育时，分娩的危险性最小，而且胎儿的生长发育环境最佳，早产、畸形儿和痴呆儿的发生率最低。处在最佳生育年龄段的小夫妻们，也有了一定的生活经验，体力和精力都是一生中最为充沛的时候，有较好的能力抚养婴幼儿。同时，夫妻双方的父母等长辈的年龄也大都为50多岁，有丰富的经验和较多的空闲时间指点和帮助他们照看孩子。这对于初为人父母的小夫妻来说，是最有利也是不可忽视的外力帮助。

大量研究证明，男性越年轻，其精子质量越差。在30~35岁时，精子质量最高，有最强的生命力，能够把最好的基因传给下一代，比如智力、对疾病的抵抗能力等。但男性的生育年龄过大，未来宝宝患先天畸形和遗传病的发病率也会增高。所以，男性的最佳生育年龄应比女性的最佳生育年龄晚6～7年。

男女生育的优化年龄组合应是前者比后者大7岁左右为宜。父亲年龄大，智力相对成熟，遗传给下一代的“密码”更多些；母亲年龄小，生命力旺盛，会给胎儿创造一个更良好的孕育环境，有利于胎儿发育生长，所以这种“优化组合”生育的后代易出“天才”。

## 准爸爸年龄过大胎儿易流产

我们都知道，流产的原因大都与女性或外在因素有关。但很少有人知道，妻子流产的原因也可能和自己的丈夫有关，美国的医学专家在长期的研究后发现，妻子流产和丈夫的年龄有着密切的关系。25岁的女性在怀孕时，如果配偶年龄超过35岁，其流产危险是配偶年龄小于35岁者的2倍。这是因为，年龄在30～35岁的男性所生育的后代是最优秀的，即男性精子质量在30岁时达高峰，然后能持续5年的高质量，而男性一旦过了35岁再生育，其精子质量则直线下降。

研究人员对1985～2008年间曾经怀孕的2551名女性进行了调查，流产率为12%。配偶年龄大者的流产率高于年轻者。这可能是母亲年龄到35岁本身会增加胎儿流产的危险，与父亲的影响相互重叠所致。

研究人员指出，流产的原因之一是胎儿携带的遗传基因异常。遗传异常可来自父母任何一方，年龄偏大男性的精子发生遗传异常的概率远高于年轻男子，这也是父亲年龄大胎儿易自然流产的原因。随年龄增长，男性精子发生遗传异常的频率和染色体异常的危险随之增加，这些异常如传递给胎儿，就会导致自然流产。

# 选好时机孕育健康宝宝

## 怀孕的最佳季节

欧洲科学家曾调查分析了73 000名大学一年级的新生，发现春秋季受孕而生的孩子优秀率比盛夏受孕而出生的高63%。深入研究后发现，春季是男女生育力最强的季节，也最易受孕，不过专家建议从优生优育的角度来说，早孕期最好避免早春，在晚春时间内怀孕比较好。比如春末3～4月份怀孕，正是万物生机勃发的季节，这时的气候温和适宜，各种病毒感染和呼吸道传染病较少。严寒的冬季过去了，正好适宜孕妇的饮食生活的调理。这段时间正是胎儿发育的第一个关键时刻，良好的外部条件有利于胎儿的顺利成长，能有效预防畸胎的出现。另外，明媚的阳光是春季怀孕的又一个好处，此时的阳光既不像冬日那么少，也不像夏天那么毒辣，正适宜给孕妇做自然的“日光健康浴”。可不要小看阳光，它在孕妇的整个妊娠过程中，尤其是孕早期起着不可替代的作用。在日照充足的条件下，孕妇体内的麦角固醇在阳光中紫外线的作用下，能有效转变成维生素D，促进人体对钙、磷的吸收，以满足胎儿骨骼生长和发育的需要。另外，阳光还能促进孕妇的血液循环，杀菌消毒，有利于孕妇的身体健康。

除了春季之外，9～10月份的秋季也是适合受孕的季节。这个时候

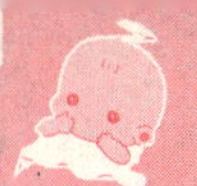

是各种水果蔬菜大丰收的季节，有利于孕妇在孕早期营养的全面补充，也有利于胎儿在这一最重要阶段中的大脑发育，以及减轻孕妇的妊娠反应。同时，这个季节的天气不冷不热，十分适合休养生息。另外，这个季节也是各种疾病少发的季节，有利于孕妇的安胎养胎。经过十月怀胎，孕妇的预产期是春末夏初，气候宜人，能够保障供应各种新鲜的食物，有利于产妇的身体康复和乳汁分泌，婴儿的衣着也逐渐减少，护理较为方便。再有，春夏之交，日光充足，婴儿有良好的光照条件，有利于婴儿生长发育的骨骼钙化，不易患佝偻病；当进入冬季时，婴儿已逐渐长大，可避免肠道传染病流行高峰。

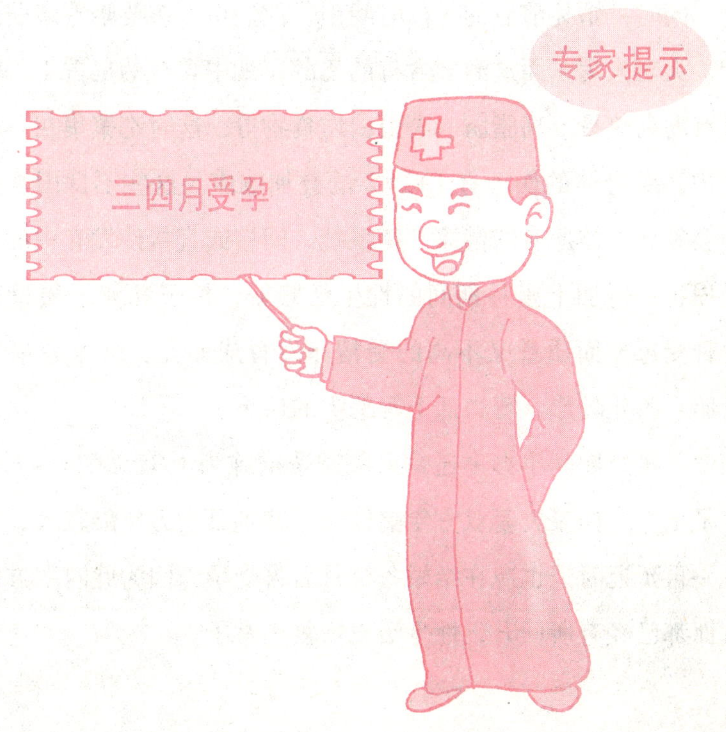

## 不利于优生的几种受孕情况

### 新婚蜜月期间

在我国，传统习俗认为蜜月里生的孩子聪明，人们也比较喜欢在新婚期中受孕生子，认为这是自己的福气。其实这是错误的观点。

优生学专家认为，新婚蜜月受孕十分不利于优生。这是因为在新婚蜜月期间，小夫妻两人为举行婚礼已经忙得不可开交，很少有充足的休息时间。同时，婚礼前后的一段时间中，他们也大多要陪着亲朋好友喝酒抽烟，大吃大喝，而这酒中含有的乙醇，烟中含有的尼古丁，顿顿喜宴中含有的高热量、高脂肪、高蛋白质食物等，这时都聚集在一起进入人的体内，对身体的伤害有 1+1>2 的叠加效应。这些不良因素进入人体后，会破坏人体原有的健康平衡系统，间接或直接使发育中的精子和卵子受损害。再加上蜜月期间的性生活频繁，精子和卵子质量同时下降。这种受毒害而质量又不高的受精卵发育成胎儿，就很容易导致流产、死胎、胎儿畸形、智力低下等恶劣的后果。

因此，蜜月期间小夫妻还是采取避孕措施为上策，在 1～2 年后再受孕生子更好。如果夫妻双方年龄较大，特别是女方年龄较大，生育时间不宜一再延迟时，也应在结婚 3 个月后再受孕，因为此时双方的体力等各方面都已经有所回升，性生活也恢复正常了。

### 旅行结婚途中

现在年轻人中流行旅行结婚，既能利用难得的婚假游山玩水，放松心情，好好享受小夫妻俩人的私密世界，同时还能开阔视野、增长见识，给自己的新婚增添浓墨重彩的一笔浪漫情调。但是，需要注意的是，从优生和保健的角度看，旅游途中不宜怀孕。

这是因为，夫妻双方为了准备婚事，已付出很大精力，精神和体力上感到十分疲乏，而旅行结婚要爬山涉水，赶车乘舟，消耗很大，累上加累。过度疲劳时免疫能力下降，感冒等各种疾病会乘虚而入。

同时，新婚期间往往房事过于频繁，旅途中受客观条件限制不易保持性器官卫生，女方更易受害，如发生尿路感染、生殖器官炎症等，严重影响身体健康。而且旅行结婚打乱了平时的生活规律，环境不安定，饮食起居习惯改变，新郎新娘往往借酒助兴，这些都会影响精子和卵子的质量，从而给优生带来不良影响，即使怀孕，流产机会也较多。因此，旅行结婚期间应注意避孕。

### 月经期间

在我国的一些地方，有在女性月经期间进行房事的旧习，人们认为这样容易怀孕。尤其是一些刚结婚的小夫妻，在对性生理和正常的性生活没有明晰的概念和科学的理解前，就盲目地相信这种说法。殊不知，这种观点没有任何科学性，在女性月经期间进行房事，因为不是排卵期，更不容易受孕。同时，这种在月经期间进行房事的习惯会给女性的生殖器官带来严重的伤害，这是因为在月经期间进行房事会导致子宫内膜感染、子宫内膜异位症等疾病而造成不孕症。

## 极端天气对怀孕有什么影响

调查发现，我国每年的 7 ~ 12 月为分娩高峰季节，4 ~ 6 月为淡季，这与人们婚期的选择有密切关系。受传统观念的影响，很多人都安排在元旦、春节、国庆节结婚，婚后又很快怀孕。这时正是初春或秋末冬初之时，气温变化大，病毒性疾病多发。在孕期，特别是孕早期，病毒感染容易导致胎儿畸形。比如母亲在孕早、中期患了风疹，病毒可通过胎盘进入胎儿体内并繁殖，引起胎儿眼、耳、脑、心脏和神经系统的损害（医学上称为先天性风疹综合征）；流行性感冒病毒可导致胎儿无脑、脑积水等中枢神经系统畸形和病变，以及唇、腭裂和先天性心脏病等；若孕妇伴有发热，还易早产或流产。

具体来说，冬季天寒地冻，万物蛰伏，这个时候受孕，对于母子都十分不利。这是由于冬天气温比较低，容易出现雾霾天气，大气中各种有害的粉尘污染随着微小水珠漂浮在空中，不易消除，在这种环境中生活时间过长，就会出现各种呼吸系统疾病，不利于孕早期的安胎。冬季的阳光也比较少，不利于孕妇晒太阳补充维生素D、钙、磷等营养元素。其次，冬天天气比较冷，而女性大多体质较寒，衣着比较笨重，因而工作生活等多有不便，这时期受孕，不利于孕早期的保健和胎儿的发育。再则，冬季时分水果、蔬菜等比较少，不利于孕妇的营养摄入。虽说现在大棚蔬菜和反季节瓜果已经比较普遍，可以让人们随时吃到不同的食物，但是毕竟反季节蔬果在营养、功效等方面都大大不如顺时而出的蔬果，更不要说现在那么多的农药化肥催生出来的蔬果，对孕妇和胎儿的健康更为不利。

紧挨着冬季的早春时节也不是受孕的好时机，这主要是因为经过漫漫冬日，在初春时天气变化无常，忽冷忽热，气温逐渐升高，空气湿度大，一些潜伏的细菌、病毒开始流传，尤其是流感病毒、风疹病毒、巨细胞病毒、肝炎病毒等多种病毒活动最为猖獗。此时怀孕，将导致孕妇的免疫系统功能低下，使孕妇感染的概率大大增加，直接影响胎儿神经系统的发育。而且此时有利于孕妇营养的蔬果等食物也没有大量上市，人体在这个时期正是休养调节恢复的时候，不利于受孕。另外，日本优生学家调查发现，在这个季节受孕的女性比在其他季节受孕的女性更容易生下早产儿，这可能和孕妇的情绪变化密切相关。人在初春季节情绪变化都比较大，容易烦躁、生气，不容易平静下来，是生理周期中情绪比较低落的一个时间段。在这个季节怀孕，孕妇的情绪变化很容易影响到腹中的胎儿，尤其是孕早期的胎儿，可能导致缺陷儿的形成甚至流产。

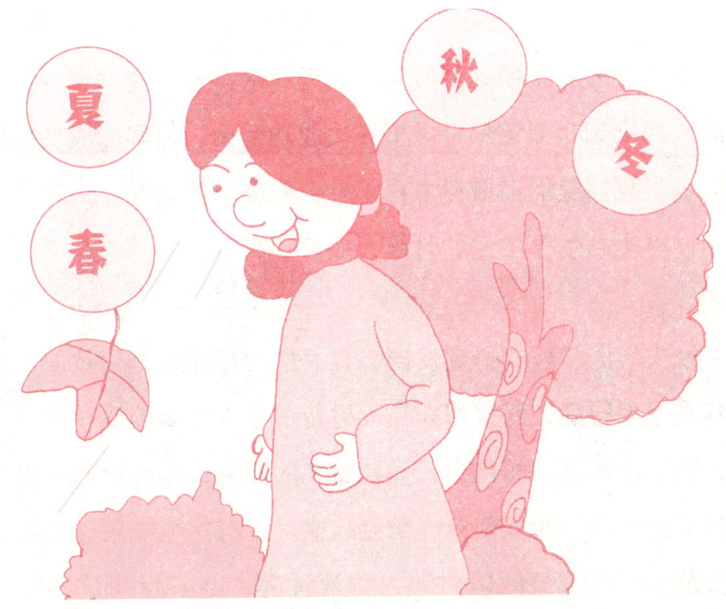


炎炎夏季对孕妇的不利因素主要在于天气和疾病。怀孕早期是胎儿大脑皮质形成的关键阶段，如果正处在夏季的话，炎热的温度会加剧孕妇的妊娠反应，导致食欲不佳，蛋白质摄取量少，而这时孕妇的身体消耗量又大，自然影响到胎儿的发育。同时夏季由于食物不易保存，而且穿着单薄，蚊虫等比较多，容易出现一些疾病，如感冒、胃肠道疾病，此外，在家中开着空调乘凉，室外高热难耐，这些都不利于受孕和度过孕早期。

因此，冬夏季节和初春时分都不是受孕的最佳时机，这需要小夫妻们在制定自己的“造人”计划时认真考虑的。需要注意的是，我国各地气候条件差别很大，应该因地制宜来考虑，不可生搬硬套。如在温差对比不强烈的南方一些地区，则可根据当地流行病发生情况及营养供应条件，选择适宜的季节怀孕，如北方选8～9月份，南方选6月份左右。

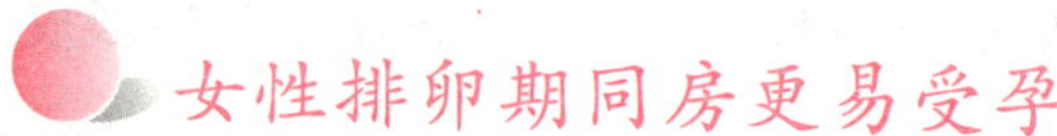

## 女性排卵期同房更易受孕

年轻夫妻正常的房事频率一般为三四天一次，这样的频率理论上能使无生育障碍的夫妇在预定的日子里一次成功受孕，但实际成功率要低得多。因此，当我们提倡在最佳生育年龄、最佳身体状况、最佳生育季节完成受孕，可提高生育质量的时候，如何提高一次受孕成功率就显得格外重要了。

英国一家大学医学院的研究发现，在女性的排卵期当天及前5天进行房事，其受孕率较高，而排卵期当天进行房事有最高的受孕率。

因此，为了增加受孕的机会，提高胎儿的质量，排卵期前夫妻双方之间应适当节欲一段时间，使双方精血旺盛。进行房事次数过疏或过频都不利于受孕。进行房事间隔过短，精液稀薄、精子量少，不利于受孕。通常在排卵期前节欲3～5天，以保证足够数量的高质量的精子受精。另外，应尽量安排在最接近排卵日的时间进行房事。因为在排卵之前过早进行房事，精子在女性生殖道里停留时间过长，至排卵时精子质量差；而排卵后过迟进行房事，卵子等待时间过久，受精时质量差。两种情况都影响受精卵的质量，不利于优生。

那么，怎么样测定自己的排卵时间呢？一般来说，有以下几个方法供读者参考。

计算月经周期法：妻子要先掌握自己的月经周期。如果没有准确掌握的话，就采用以下一些方法查知：月经来潮的时候在日历上做记录，标记出“第一天”。计算到下一次月经来潮（也就是下一个“第一天”）之间共有多少天。这样连续记录三四个月就能准确地计算出月经周期的长度和规律。一般来说，月经周期平均是28天，不过在23～35天之间都属正常。

然后，就是确定排卵期。在排卵期那一小段时间里同房是受孕的关键，排卵期也就是指当成熟的卵子从卵巢排出到输卵管的时间。如果妻子的月经周期有规律可循，那做一些简单的计算就能知道自己的排卵期了：一般来说，排卵期通常在下一次月经来潮之前14天时开始，如果你的月经周期正好是28天，那排卵期就从月经周期的第14天算起。所以用月经周期的天数减去14就能得出排卵的时间。

测定基础体温法：基础体温是指人经过6～8个小时的睡眠后，未进行任何活动所测得的体温。排卵前基础体温逐渐下降，保持在36.4～36.6℃；在排卵日基础体温下降到最低点，排卵后基础体温升高，一般上升0.3～0.5℃，一直维持到下次月经来潮前开始下降。

阴道黏液变化判断法：女性月经周期分为干燥期、湿润期、干燥期。在月经中间的湿润期，白带较多而且异常稀薄，一般持续3～5天。观察分泌物像鸡蛋清样、清澈、透明、高弹性，拉丝度长的这一天就是排卵日。

周期检测镜检测法：每天晚饭前或晚饭后，取1滴水大小的宫颈黏液滴到载玻片上，风干或灯下烤干后看到“羊齿状结晶”即为排卵日。在安全期期间则会出现不规则气泡和斑点状的图像。如果这两种图像同时出现，说明你处在过渡期。

## 怀孕时机，也可以人为调节

### 保持体内酸碱平衡

人体内存在着酸碱平衡的问题，一般人因为饮食习惯和体质的原因，体内或偏酸性或偏碱性。其中肉食过多容易造成酸性体质，不利于生育；而清淡素食的食物有利于碱性体质，促进受孕的概率。这也是为什么生活在农村的人比较艰苦，以素食为主，经常吃不上大鱼大肉，在没有避孕节育的前提下，比城里人怀孕的概率大得多的原因。因此，在准备生育的前几个月中，小夫妻的饮食宜清淡，以素食为主，肉食为辅，肉食多选择鱼肉鸡肉牛肉等肉类为好，多吃新鲜果蔬，使人体环境酸碱平衡。同时，还要注意保持一定量的体能锻炼，使自己处在一个精神和身体都是最佳的状态。

### 事先进行受孕演练

现在，大多数的夫妻都有意识地进行计划受孕，所以，在进行房事时因心态问题而影响性生活质量的情况时有发生。在正式受孕前进行多次的练习是避免出现这种情况的一个好方法。大致方法是这样的：在性生活前小睡一觉，在双方的体力大部分恢复，激素分泌增多，心态和情绪也比较稳定时再进行性生活，夫妻双方一般都能达到性高潮和性满足。这样养成习惯后，夫妻俩人的性节律就会变为一致，形成默契的性生活习惯。在预定的排卵期进行性生活时，也就能轻松完成计划任务了。

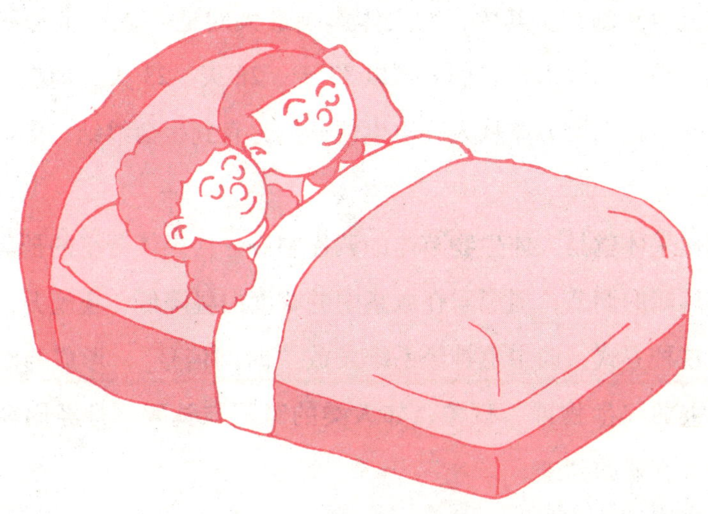

排卵日前后的性爱安排

在受孕的性生活中，年轻的夫妻们要根据自己的情况，形成每周1～2次的房事频率，在排卵期前两三天进行一次性生活，然后就是不能放过排卵日的当天了。在这一天中，夫妻二人先要休息好，然后进行有情调的调情、房事。也可以妻子在事前不告诉丈夫，以避免丈夫过度兴奋影响性生活。妻子也可主动和丈夫调情做爱，如让室内沉浸在微弱的红粉灯光下，放些轻松优雅的音乐等助兴。此后的1周内应尽量避免进行房事，以免影响受精卵的结合和着床。

## 孕育好宝宝，先调好生物钟

世界上万物都有自己的节律，人体的生理功能也不例外。这些节律控制着人正常的生活作息，当人们按照自身的功能节律生活作息时，精神、精力都会处在良好的状态。这些生物节律被称为生物钟。据医学专家研究发现，人体内存在近百种生物节律，人体的一切活动，都受这些节律的调节和制约。其中，对人体影响最大的是“人体生物三节律”，即智力、情绪、体力，它们分别以33天、28天、23天为周期，呈正弦曲线变化。这三个节律从人一出生便开始，直到生命终结，影响着人的一生。

而松果体就是人体生物节律的调控中心。松果体分泌的褪黑素会受光照和黑暗的调节，褪黑素在血浆中的浓度白昼降低，夜晚升高。松果体通过这种方式，向中枢神经系统发放“时间信号”，形成与时间或年龄等有关的“生物钟”现象，如人类的睡眠与觉醒、月经周期中的排卵以及青春期的到来。

人体生物钟的运行中有低潮期、高潮期和临界期。当这些生物钟运行到低潮期时，人就会表现出智能和体能下降，情绪不振，容易疲劳，思维迟钝，易出差错；当人体生物钟运行到高潮期时，人体处于最佳状态，表现出心情愉悦，情绪高涨，体力充沛，抵抗力强，头脑灵活，思维敏捷，记忆力强，办事得心应手。生物钟的临界期则是一个稳定的时期，机体处于调整过渡状态，协调性差，不利于健康及智能、体能的发挥。这反映在受孕时机上，就是利用人体这三种最主要的生物钟进行生理调节，在智力、情绪、体力三者都处在最佳的状态时同房，有利于孕育出健康聪明的孩子。如果夫妻双方的这三个生物钟都能调整到吻合的状态，即都处在同步最佳的时刻，则对生育宝宝最为有利。当然，我们不可能强求小夫妻双方的这三个生物钟完全匹配，这在实际中比较困难，但是，应把握住女性的排卵期，计算各自生物钟所处周期的位置，力争某一天双方有2~3种最主要的生物钟处于高潮期，其他生物钟处于中间状态，尽量排除任何一种生物钟处于低潮期，抓住比随机受孕更好的优生时机怀孕，就能极大地增加优生的概率。下面是一种生物钟

（定位）计算方法（参见《电脑爱好者：普及版》），供读者参考。

## 简单笔算法

1. 先算总天数，即计算自出生之日至所算之日一共有多少天。

例 1：如 1984 年 5 月 12 日出生，要了解 2000 年 7 月 7 日那天的生物钟情况。

①首先明确此人已满 16 周岁。

②再要明确此人经过了 4 个闰年。

③从 5 月 12 日至 7 月 7 日为 56 天。

总天数 =（365×16）+4+56 = 5 840+4+56 = 5 900（天）

2. 再求“余数”。

智力钟：5 900÷33 = 178……26（余数）

情绪钟：5 900÷28 = 210……20（余数）

体力钟：5 900÷23 = 256……12（余数）

“余数”就是生物钟位置，能显示出此人当天智力钟与情绪钟的水平。

例 2：某学生 1982 年 11 月 12 日出生，要了解 2000 年 7 月 7 日那天的生物钟情况。

①首先明确此人过了 17 周岁。

②再明确此人已经过了 5 个闰年。

③从 11 月 12 日至 7 月 7 日为 237 天。

总天数 =（365×17）+5+237 = 6 205+5+237 = 6 447（天）

求“余数”

智力钟：6 447÷33 = 195……12（余数）

情绪钟：6 447÷28 = 230……7（余数）

体力钟：6 447÷23 = 280……7（余数）

此人三种生物钟均处在高潮期。

## 白领人士，不要让怀孕变成一件“公事”

在挑选时间受孕生子这件事情上，很多夫妻都很重视，这本是一件好事，但是有的夫妻却重视过头，结果却造成不利效果。这些人中，以白领夫妻居多。为什么呢？医学专家解释说，这是因为现在的白领夫妻已经比较习惯于定制式的生活，比如定制汽车、定制首饰、定制食品等，加上现在提倡优生优育，他们总想按照最科学、最有效的方法严格地按计划行事。原本以为这样一来就能达到自己的要求，其实不是那么回事。

白领的工作生活等本来就比较繁忙，压力比较大，当夫妻俩做出想要孩子的决定后，就会仔细地计划怎么样“操作”最好。经过多方的求解，严格按照计划行事时，反倒把情趣盎然、“性”致勃勃的一件夫妻性生活乐事生生改为了工厂生产似的“定制”工作，不但失去了性生活本来的趣味，还会给夫妻双方的心理上造成过重的负担。这些心理上的不利因素反过来又会影响到他们身体的变化，尤其是男性性功能的减退，女性的性敏感迟钝，排卵期紊乱，月经不正常等一系列问题，这些问题又会加重双方的心理负担，最终形成恶性循环。有些担惊受怕的夫妻还会经常去医院检查、吃药，甚至要求人工授精等，不一而足。

在医学专家看来，这些都是心情急迫，过于注重计划、受孕时间造成的。毕竟，受孕生子不是生产其他物品，而是人体正常的生理过程，它有着自己的规律。因此，专家建议：优生，要在尊重科学的前提下，顺势而为，顺其自然，不可强求过于执著，否则反倒会过犹不及。

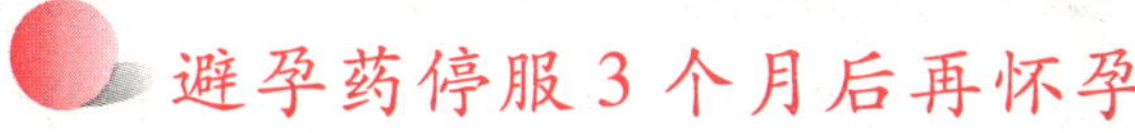

## 避孕药停服3个月后再怀孕

现在我们国家应用的避孕药主要是短效口服避孕药1号和2号，即复方诺酮和甲地孕酮，都是人工合成的孕激素衍生物。如果在服药期间怀孕，怀孕后又继续服药，胎儿受合成孕激素的影响，可发生女胎男性化，表现为阴唇突起、阴蒂肥大等。避孕药还能够导致胎儿畸形，女胎和男胎都能发生气管、食管、脊柱、肛门和四肢畸形。避孕药中的雌激素还能使女婴将来发生宫颈癌、阴道透明细胞癌等生殖道恶性肿瘤。所以，如果服用避孕药失败而怀孕或怀孕后又服用了避孕药，应尽早人工流产，以避免宝宝受影响。

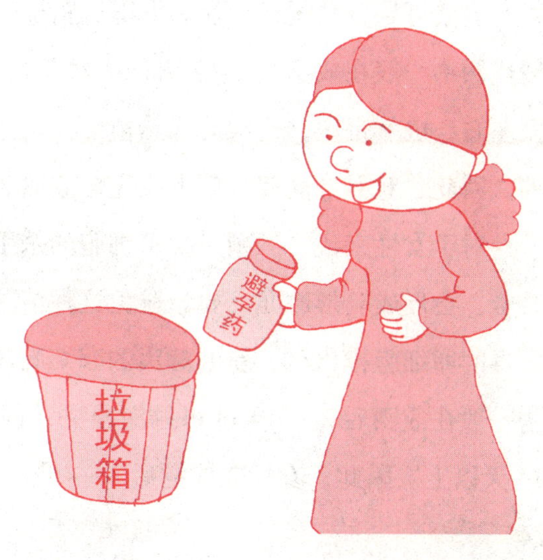


因此，建议在停服口服避孕药后3个月至半年后再怀孕，最稳妥的方式是停用避孕药半年后再怀孕。停药期间，可采用戴避孕套等避孕措施避孕。

### 人流后半年再怀孕为宜

一般而言，流产后至少半年至一年之后再孕为好。如果是反复流产，应尽可能查清原因后再怀孕。这是因为，流产后子宫和卵巢等生殖器官需要一段恢复时间。否则，在子宫内膜还未修复完整的情况下怀孕，很容易出现再度流产的情况。

人工流产后的女性，头几次月经会不正常，说明子宫内膜需要修复。虽然人工流产一般不会影响以后的怀孕，但也会带来其他的意外，如感染、出血、宫腔粘连、宫颈内口松弛等，需要及时治疗。

## 夫妻戒酒：2个月后才可受孕

酒精可导致精子活动能力下降、精子畸形、死精子等情况发生。酒精代谢物一般在戒酒后2~3天即可消失，但一个精子的成熟则需要60天左右，也就是说，这次的成熟精子，是2个月前开始产生并逐渐成熟的。因此，对男性而言，最少应完全戒酒2个月以上方可考虑要孩子。

对于女性来说，酒精是生殖细胞的杀手，酒精中毒的卵细胞与精子结合，会形成畸形胎儿。要想避免这种情况的发生，就需要耐心等这种中毒的卵细胞排出后，新的健康的卵细胞成熟，再考虑受孕。酒精代谢物一般在戒酒后2~3天即可排泄出去，但一个卵细胞的成熟至少需要14天以上。因此，女性在戒酒后3~4周才可以考虑受孕的事情。

## 女性停药20天后才可怀孕

有的女性因为各种疾病，需要长期服用一些药物，如激素、抗生素、治疗精神病药物、抗癌药等，这些药物在不同程度上对生殖细胞都有损害。卵子从初期卵细胞成长为成熟卵子约需14天，在此期间卵子最易受药物的影响。一般情况下，女性在停药20天后受孕，就能消除药物对怀孕的影响。有些药物影响时间可能更长些，最好在准备怀孕时去医院就诊，在医生的帮助下确定怀孕时间。

# 第二章 胎儿性别受多重因素影响

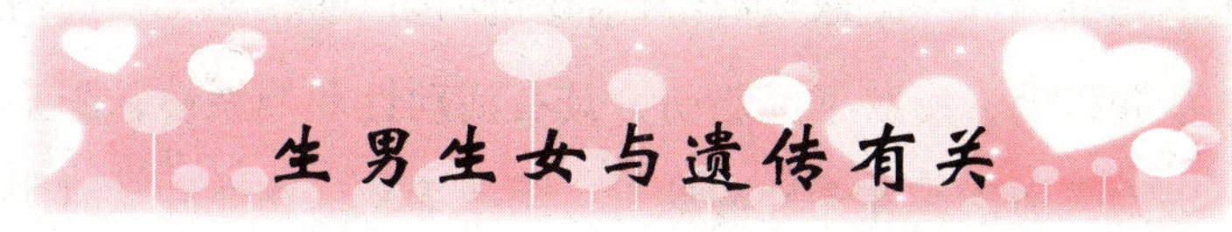

# 生男生女与遗传有关

## 揭密男性的生殖系统

男性生殖系统由内、外生殖器两个部分组成。外生殖器包括阴囊和阴茎；内生殖器包括生殖腺体（睾丸）、排精管道（附睾、输精管、射精管和尿道）以及附属腺体（精囊腺、前列腺和尿道球腺）。

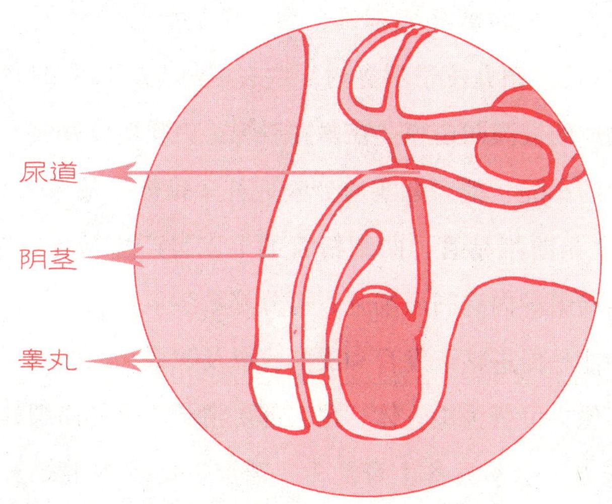


**阴茎**。其主要功能是排尿、排精液和做爱，是性行为的主要器官。阴茎分为阴茎头、阴茎体和阴茎根三部分。阴茎头为阴茎前端的膨大部分，尖端生有尿道外口，头后稍细的部分叫阴茎颈。阴茎根藏在皮肤的深面，固定于耻骨下支和坐骨支上。根、颈之间的部分为阴茎体。阴茎由两个阴茎海绵体和一个尿道海绵体，外面包以筋膜和皮肤而构成。

阴茎皮肤极薄，皮肤下无脂肪，具有活动性和伸展性，阴茎海绵体的血窦可以附入血液。在无性冲动时，阴茎绵软。在性冲动时阴茎海绵体的血窦内血液增多，阴茎则膨大、增粗变硬而勃起。当流入的血液和回流的血液相等时，则阴茎持续勃起。阴茎头部神经末梢丰富，性感极强，在做爱达到高潮时，由于射精中枢的高度兴奋而引起射精。

**尿道**。尿道既是排尿路又是排精管道。起于尿道内口，止于阴茎头尖端的尿道外口。成人尿道长约18厘米，分为前列腺部（穿过前列腺的部分）、膜部（穿过尿生殖膈的部分，长约1.2厘米）和海绵体部（穿过尿道海绵体的部分），临床上将前列腺部和膜部全称为后尿道，海绵体部称为前尿道。

**睾丸**。主要功能是产生精子和分泌雄激素（睾酮）。前者与卵子结合而受精，是繁殖后代的重要物质基础，后者则是维持男性第二性征（副性征）的重要物质。睾丸位于阴囊内，左右各一个。睾丸的表面包被致密结缔组织构成的被膜叫白膜。在睾丸后缘，白膜增厚并突入睾丸实质内形成放射状的小隔，把睾丸实质分隔成许多锥体形的睾丸小叶。每个小叶内含2～3条曲细精管，曲细精管的上皮是产生精子的场所。曲细精管之间的结缔组织内有间质细胞，可分泌雄激素。

**附睾**。主要功能是促进精子发育和成熟，以及贮藏和运输精子。紧贴睾丸的上端和后缘，可分为头、体、尾三部。精子从睾丸曲细精管产生后，缺乏活动能力，也不具备生育能力，需要在附睾内继续发育成熟。附睾分泌一种直接哺育精子成熟的液体，称为附睾液，含有某些激素、酶和特异的营养物质，它们有助于精子的成熟。

**输精管**。管壁肌肉很厚，有很强的蠕动能力，主要功能是运输和排

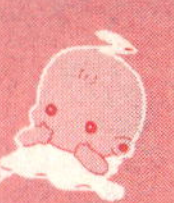

泄精子。输精管长约40厘米，从阴囊到外部皮下，再通过腹股沟管入腹腔和盆腔，在膀胱底的后面精囊腺的内侧，膨大形成输精管壶腹，其末端变细，与精囊腺的排泄管合成射精管。在射精时，交感神经末梢释放大量类去甲肾上腺素物质，使输精管发生互相协调而有力的收缩，将精子迅速输往射精管和尿道中。

精囊。不产生也不贮藏精子，精囊分泌物含黏液、磷酸胆盐、球蛋白、柠檬酸和苷糖等碱性胶状液，其中主要是柠檬酸和苷糖，它们是精液的主要组成部分，射精时在前列腺液之后排出，苷糖在射精后为精子提供活动能源。

**精索**。其主要功能是将睾丸和附睾悬吊于阴囊之内，保护睾丸和附睾不受损伤，同时随着温度变化而收缩或松弛，使睾丸适应外在环境，保持精子产生的最佳条件。

**射精管**。其主要功能是射精，射精管长约2厘米，穿通道列腺实质，开口于尿道前列腺部。射精管壁肌肉较丰富，具有很强的收缩力，帮助精液射出。

**精囊腺**。是一个扁椭圆形囊状的器官，位于膀胱底，输精管壶腹的外侧，其排泄管与输精管末端合成射精管。分泌液体参与构成精液。

**前列腺**。是分泌精液的主要腺体，外形为栗子形，位于膀胱底部，内部有尿道前列腺部穿过。前列腺中有大量的平滑肌，较坚硬。前列腺的导管最后汇合成20~30条，开口于尿道前列腺部。

**尿道球腺**。是埋藏在尿生殖膈内的一对豌豆形小腺体，导管开口于尿道海绵体部的起始段，其分泌物在射精时可滑润尿道。

## 揭密女性的生殖系统

女性生殖器官系统由内生殖器和外生殖器两部分组成。外生殖器是指生殖器官的外露部分，包括大阴唇、小阴唇、阴蒂、阴道前庭部和前庭大腺及处女膜，统称为外阴。内生殖器位于盆腔内，包括阴道、子宫、输卵管和卵巢。

**外阴**。外阴部有大阴唇和小阴唇，两小阴唇之间为阴裂。阴裂中上方有尿道口，下方是阴道口。小阴唇两侧的前方融合，包绕阴蒂。阴蒂头富于神经末梢，极为敏感，是性感觉最强的部位，它是一个很小的结节组织，很像阴茎，位于两侧小阴唇的顶端，在阴道口和尿道口的前上方。

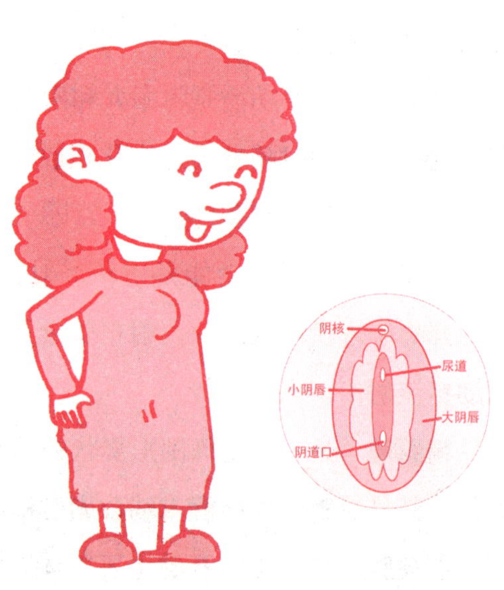


**阴道**。阴道是内外生殖器的通道，上端包绕子宫颈，下端开口在阴道前庭后部。阴道全长 10 ~ 12 厘米。阴道壁有很多皱襞及弹力纤维，具有很大伸展性，阴道壁上有很多血管网，受损伤后容易出血或形成血肿。阴道黏膜受性激素的影响，有周期性变化。阴道是月经排出及胎儿分娩的通道，又是做爱器官。在做爱时，阴道周围的小血管高度充血，液体渗出，使阴道润滑。平时像个瘪气球，四壁紧靠在一起，性兴奋时可以出现内 2/3 扩张，俗称“内勃起”，外 1/3 紧握，又叫“高潮平

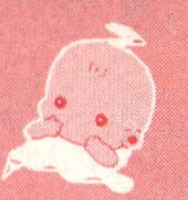

台”，其弹力和扩张力使阴茎和阴道的结合达到至美的相容程度，有利性感的享受和精液的射入、暂存及精子游入宫腔，完成生殖繁衍功能。

**子宫**。子宫位于骨盆腔中央，四周由韧带固定，子宫的形状像一个扁平倒置的鸭梨，它是来月经和孕育胎儿的地方。子宫内膜受卵巢激素的影响，有周期性变化，内膜脱落而形成月经。子宫底两侧角和输卵管相通，下部向阴道内突出为子宫颈，通向阴道，精子从这里进入女性内生殖器。

**输卵管**。输卵管是一对细长弯曲的管子，内侧和子宫角相连通，外端和卵巢接近，是输送卵子的管道。输卵管具有输送精子和卵子的功能，并且还是精子和卵子相遇受精的地方。受精后，孕卵经输卵管的输送进入子宫腔着床。

**卵巢**。卵巢有两个，在子宫的左右两边各一个，其外形有点像杏核。它有许多卵泡，能产生、排出卵子，以及产生雌激素，有着维持女性特有的生理功能及第二性征的作用。绝经后，卵巢逐渐萎缩。

## 女性是如何受孕的

男性的精子是在睾丸的几百万条曲细精管内产生的。曲细精管的精原细胞经过多次分裂，最后形成精子。男性青春期以后，睾丸便拥有持续不断的生精能力。成年人睾丸重 10 ~ 20 克，而平均每克睾丸组织每天可产生约 1 000 万个精子。一般到 40 岁后，生精能力逐渐减弱。所以男性的生育年龄明显高于女性。

女性的卵子是由卵巢的原始卵母细胞发育而成，女性青春期发育成熟以后，每一个规则的月经周期排出 1 个成熟卵子，有时为 2 个。排卵通常发生在两次月经中间，确切地说，是在下次月经来潮前的 14 天左右。排卵后卵子进入输卵管最粗的壶腹部，在此等待精子。

一般来说，在卵子从卵巢排出后 15～18 个小时受精最好，如果 24 小时内未受精则开始变性，失去受精能力。精子一般在女性生殖道中可存活 3～5 天，这段时间内具有受精能力。所以在排卵前 2～3 天或排卵后 24 小时内，也就是下次月经前的 12～19 天进行房事，受孕的机会最高。女性在达到性高潮时，阴道的分泌物增多，分泌物中的营养物质如糖和氨基酸增加，使阴道中精子的运动能力增强。同时，阴道充血，阴道口变紧，阴道深部皱褶伸展变宽，便于储存精液。平时坚硬闭锁的子宫颈口也松弛张开，宫颈口黏液变得稀薄，使精子容易进入；而性快感与性高潮又促进子宫收缩及输卵管蠕动，有助于精子上行，从而达到受精的目的。

男方一次射精能排出数亿个精子，但能到达输卵管壶腹部的不超过 200 个。在众多精子中，只有 1 个精子能和等待在输卵管内的卵子结合完成受精作用。精子进入卵子，两性原核融合形成一个新细胞的过程称为受精。新的细胞称为受精卵，一个新生命开始了。具体来说，女性受孕主要有以下三个过程。

**受精**。当精液进入阴道穹隆后，精子借助于尾部的摆动及阴道壁和子宫壁肌的收缩，向子宫输卵管方向运行。精子呈螺旋式方向运动，运行速度约为每分钟 2 毫米，大约 15 分钟就能从阴道运行到输卵管壶腹部。男性每次射出的精液中虽有数亿个精子，但在向受精部位运行过程中，大部分精子会失去活力或死亡，仅有数百个精子在与卵子相遇时具有受精能力。这些精子的头部都朝向卵子，将卵子包围在中间。当一个精子穿入卵细胞后，会立刻引起透明带及卵细胞膜的变化，形成屏障阻止其他的精子进入，这就是“单精受精”。精子进入卵细胞后，头部很快水化、膨胀，变为圆形的细胞核，即精原核。卵细胞也由于受到精子的刺激，迅速进行第二次成熟分裂，变为成熟卵细胞，这时的卵细胞核

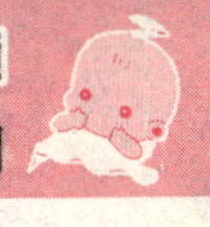

称卵原核。精原核与卵原核在卵细胞的中央相遇后，将各有的 23 条染色体合并为 46 条，即 23 对。之后，受精卵进行细胞分裂，胚胎开始发育。

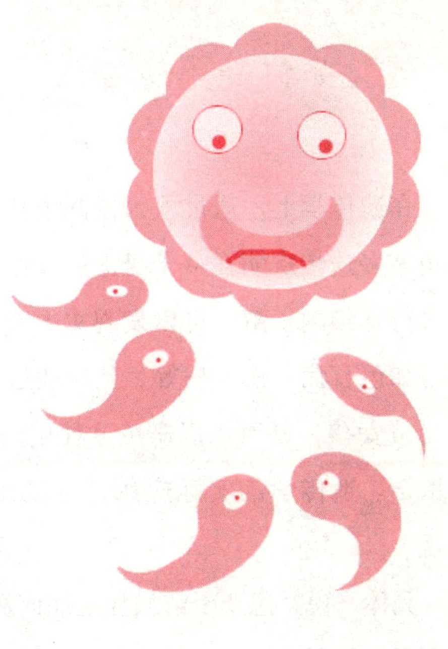

**着床。**是指受精卵囊胚外围滋养层直接附着于子宫内膜的过程，分为三个阶段：第一个阶段是贴近阶段，即受精卵在通过输卵管的前几天时间内，发展成为 16 个细胞的桑椹胚。当桑椹胚到达宫腔时继续分裂成囊胚，游离的囊胚在生长分裂的同时，就逐渐贴近子宫内膜的一定位置，一般多在子宫体后壁上部近中线处贴近。第二个阶段是黏着阶段，囊胚在子宫内膜的一定位置贴近后，囊胚外层滋养细胞和子宫内膜上皮细胞的微绒毛之间，互相交织成犬牙交错的黏着状态。第三个阶段是植入阶段，受精后 1 周左右囊胚开始植入，11 ~ 12 天时囊胚已进入子宫内膜下。

卵子通过受精与囊胚着床后，使母体的血液进入到滋养层的腔隙而与囊胚的合体细胞直接接触，胚胎在 20 天后由组织营养时期转变为血液营养时期，受孕过程结束。

## 如何避免遗传病

在遗传学上，通过人为控制选择生育男孩还是女孩，可以有效地避免许多遗传疾病在孩子身上的发生。通过对夫妻二人体检和家族病史进行详细的了解，可以发现丈夫或妻子身上携带有哪些遗传性的疾病，如色盲症、血友病等，然后通过医学手段推断他们以后生下的男孩（或女孩）是否可以避免这种疾病的发生。可以说，通过日益发达的医学、遗传学的实际应用，可以在很大范围上避免遗传病患儿的出现。

具体来说，想要了解病症是如何从上一代人遗传给下一代人的，就需要了解基因在人体中的作用。基因是决定人体遗传特征的基本单位，由脱氧核糖核酸（DNA）分子构成。每个基因根据 DNA 分子的特殊结构，包含某种特殊特征的代码，决定细胞的组成和作用。在每个细胞中，成千上万的基因以特定的顺序连接在一起，形成名为“染色体”的结构，这就是我们常说的 DNA 链。基因的不同组合，以及染色体的不同排列方式构成了每个人独特的遗传密码，造就了这个人和世界上其他人的区别，这也是双胞胎也有区别的原因。

当卵子受精后形成受精卵时，两者的生殖细胞就会结合在一起，父亲一方的 23 条染色体和母亲一方的 23 条染色体结合，形成了子女的基因结构。

在基因的性状中，分为显性和隐性。一般情况下，基因会从上一代传递到下一代，不会发生变化。在有毒物质、传染或放射性物质的作用下，基因结构也会发生变化，这就是基因变异。

随着医学界对遗传病了解的加深，现已能够向夫妻提供遗传咨询，

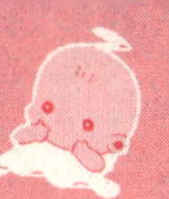

了解孩子患有遗传病或发生异常的可能性。遗传顾问或遗传病专家能够估算出夫妻结合所生子女由于遗传性状或父母年龄问题而受到影响的可能性。对于某些遗传病，可以通过测试来确定父母双方或单方是否为带病者，也可以检测出胎儿是否出现了缺陷。

### 适合生女孩的情形

根据疾病的不同，在父母传给孩子的疾病中，有的是男孩会发病而女孩不会发病，有的是女孩会发病而男孩不会发病。对于有的疾病，男孩体内有易感性，是易感人群，而女孩则不是，有的疾病则相反。这时，选择孩子的男女性别就是一件很重要的事情了。

如果母亲具有潜在血友病的遗传因子，而父亲是正常的，生下的孩子如果是男孩，50% 会出现血友病的症状。但若是女孩的话，虽然也有 50% 概率的血友病遗传可能性，但是却不会出现血友病症状。

性连（X 染色体）遗传就是因为性别的不同，导致遗传的情形也不同。遗传因子在 X 染色体，与 Y 染色体无关。女性的性染色体为2 条 X 染色体，即使有一边的 X 染色体是异常遗传因子，只要另一边的 X 染色体正常的话就可以将另一边的异常掩饰过去。所以，这类女性虽说是带原者，异常的症状却不会出现。

男性的性染色体是 X 染色体与 Y 染色体 2 条合为 1 套，当 X 染色体异常时，由于 Y 染色体不能掩饰异常的 X 染色体，就会出现遗传病的症状。

因此，如果母亲是血友病等性连锁遗传性疾病的基因的携带者，如果生下的是女孩，就不会出现这种疾病。此外，如果母亲有夜盲症、肌肉营养不良症等疾病，也应选择生女孩而非男孩。

### 色盲患者宜生育男孩

在我国，男性中的4% ~ 5%为色盲患者，分辨不出红绿色的区别，也就是说，我国有着绝对数量庞大的色盲患者，这在生活中有很多的不便。那么，能否通过生儿择女的方法阻断这种疾病呢？答案是能的，通过霍纳法则就能解决这个问题。

霍纳法则是一些疾病并不是直接由父母传给儿女，而是隔代遗传。例如，色盲症即是由父亲传给女儿，而女儿是这种疾病的携带者，自己并不发病。在女儿生下孩子时，这个孩子才患有色盲症。解决的办法很简单，如果父亲有色盲症家族史的话，在怀孕时，有意识地选择生男孩子就行了。也就是说，患有色盲症的家族如果只生男孩不生女孩，就不用再为后代患有色盲症而苦恼了。

## 近亲结婚：后代更易患上遗传病

从遗传学的角度看，人类的遗传物质主要存在于23对染色体上。人体每个细胞中的23对染色体，一半来自父亲，一半来自母亲，子女又将父母的遗传物质一代代地传递。虽然大多数人身体健康，但他们的遗传物质并不完全是健康的。

医学家认为，每一个普通人身上，都携带10种以上的致病基因，它们处于隐性状态，没有表现出来。这些疾病的发病概率因为夫妻双方的基因差异较大而比较低。但是，当近亲结婚时，夫妻俩的基因本就比较相似，当结合在一起时，他们的子女患病的概率就会大增，而且患的大都是一些比较严重的疾病。遗传学研究发现，夫妻俩的血缘关系越近，他们的基因就越相似，所生育的后代患遗传病的机会就越高。例

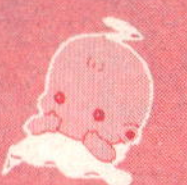

如，肝豆状核变性遗传病发病率为1/400万，因此对于普通人来说，所生育的后代基本上不会患上这种疾病，一般家庭是不用担心的。但是，在夫妻为近亲的家庭中，其发病率达到了惊人的1/60，一旦孩子患上这种疾病，其对身体的伤害和医治、照料的花费更是大得惊人，而且对于现在的医疗技术而言，遗传性疾病是最为难治的，大多只能延缓其发病的时间或减轻一些病情，可以说治愈的机会十分渺茫。因此，在怀孕前，了解清楚自己和配偶的健康状况，避免将遗传性疾病的基因传递给孩子，或者使这些基因失去作用是最有效的办法。这也是我国法律禁止直系血亲、三代以内旁系血亲结婚的科学依据。

有些遗传性疾病患者不宜结婚、生育。遗传学家不赞成一些有严重遗传疾病的人结婚，尤其是不赞成生育，也是基于这样的道理。我国的法律规定，当男女双方均患有精神分裂症、躁狂抑郁性精神病或重度智力低下时，不能结婚生育。这是考虑到双方都是这样严重疾病的患者，都没有正常人的生活、工作、社会交往等能力，不能照顾自己和对方，无法行使自己的法定权利，而且其后代大多也将会患有这种病。又如，当男女双方或其中一方患有性病、麻风病、精神病或处在传染病的隔离期时，应暂缓结婚，因为这些疾病不但会传染给对方，还会影响到妊娠，导致流产、畸形儿的出生。

在我国的婚育政策中，还有一些疾病患者被劝阻结婚和生育。这样的人结婚后会影响婚姻，以及后代的健康。但是，这些患者在治疗康复后是允许结婚生育的。这些疾病有以下几种。

影响性功能的生殖器缺陷。患有生殖器官发育异常及疾病将直接影响婚后性生活及生育。对这类疾病应在婚前仔细检查，妥善处理。如男性阴茎包皮过长或包茎应在婚前做包皮环切术，待伤口愈合 3 ~ 4 周后再结婚；精索静脉曲张是男性不育的重要原因，但不影响性生活，可以结婚，不过越早做手术越好。如女性处女膜无孔的处女膜闭锁应在婚前手术治疗。

患有影响婚育的内科疾病，如心、肝、肺、肾等重要脏器疾病，应了解是否影响婚后生活和生育，从而进行治疗或采取妥善的对策。

我国法律还规定，患有一些特殊疾病的患者可以结婚，但禁止生育，包括以下几种情形。

男女任何一方患有严重的常染色体显性遗传病，如强直性肌营养不良、软骨发育不全、成骨发育不全、遗传性致盲眼病等。

男女双方均患有相同的严重常染色体隐性遗传病，如先天性聋哑。

任何一方患先天性心脏病、精神分裂症、躁狂抑郁性精神病等多基因遗传病，并在其家庭中发现多例这种遗传病患者。

某些罕见的严重遗传病患者，如能导致子女死亡或生活不能自理者，或子女会直接发病，又不能治疗者。

此外，遗传学专家建议有些疾病患者虽然可以结婚，但要选择生育孩子的性别。例如，严重的 X 性连锁隐性遗传病如血友病、进行性肌营养不良等患者，在生育前应咨询遗传专家，根据患者和双方家族疾病史，进行遗传学检查，确定应生育男性或女性的孩子，以便于在产前诊断做性别检测，进行选择性流产。

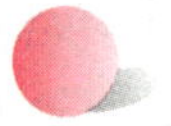

## 遗传病有哪些规律可循

我国遗传学家研究发现，父母哪些特征会遗传给孩子，是有一定的规律的。在进行了长时间大规模的遗传学调查研究后，专家们发现在以下这些方面孩子和父母的遗传特征比较接近。

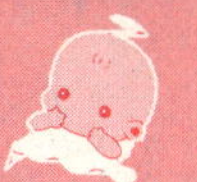

## 肥胖：最易遗传

肥胖的体质是最容易遗传的，如果父母都是肥胖者，60% 的子女会成为胖子，如果父母有一方肥胖，35% 的孩子会变胖；双亲中都是瘦的或体格正常的人，其子女肥胖的只占 10% 。

目前，世界卫生组织已明确宣布，肥胖是一种疾病。关于肥胖的界定，专家提出了“体重指数”这个概念。体重指数与体内脂肪总量密切相关，主要反映全身性超重和肥胖。衡量肥胖的另一个指标是腰围。腰围是反映脂肪总量和脂肪分布的综合指标。单纯腰围大的人称为腹型肥胖，或形象地称为苹果形肥胖；若脂肪堆积在臀部和大腿，则称为梨形肥胖。我们中国人男性正常腰围应≤85 厘米，女性腰围应≤80 厘米。超过这个标准也是肥胖。

按体重指数和腰围这两个标准，我国目前至少有 2 亿 ~3 亿人超重，3 000万 ~4 000 万人肥胖。由此可见，肥胖的遗传问题不可小视。

肥胖病可由父母的遗传获得，也可能是某些遗传疾病的特征，如：肥胖生殖无能综合征、性幼稚-色素性视网膜炎-多指（趾）畸形综合征、糖原积累病、三低肥胖综合征等。不同的遗传特征将产生不同的体型特征，如矮胖型、腹胖型、臀胖型等。

## 身高：母亲身高很重要

如今，身高是一个敏感的话题。年轻人出于爱美的心理，或是寻找工作和配偶等原因，普遍关心自己的身高，一些人甚至为自己身材矮小而烦恼。国内外医学界的研究共识是：成人身高 75% 取决于遗传，仅 25% 取决于生长环境等其他因素。也就是说，如果排除若干次要因素的影响，人的身高主要是遗传作用的结果。但长期以来，并不清楚子女的身高究竟是受父亲影响多一些，还是受母亲影响多一些。前不久，美国医学专家的研究提出了自己的结论。

据美国专家介绍，他们研究了选出的1 000名男女婴儿，定期测量身高，发现婴儿在5岁以后的身高增长与父母的身高有显著关系。在营养良好的情况下，父母的遗传是决定儿童身高差异的主要因素，其中母亲的身高尤为关键，母亲身高较高的，孩子也大多长得较高。他们的统计数据显示，子女的身高受遗传影响较明显，有35%来自父亲的遗传，55%来自母亲，其余则受后天条件的影响。

## 秃顶：父母遗传都很重要

秃头属于一种半遗传性生理现象，在男性身上为显性遗传，在女性身上为隐性遗传。概括地说，秃顶是由父亲遗传给儿子的。如果父亲是秃顶，外祖父也是秃顶，男孩子秃顶的发生率是100%；如果父亲不是秃顶，外祖父是秃顶，男孩子有25%的可能秃顶；如果父亲不是秃顶，外祖父也不是秃顶，那男孩子秃顶的可能性几乎为0。

但是，也有的研究者认为，儿子秃顶和母亲也有关系。据媒体报道，德国研究人员日前表示，他们找到了导致男性秃顶的基因：雄激素受体基因异变可能就是男性秃顶的根本原因，而这种基因是遗传自母亲的X染色体。研究结果显示，母亲的遗传基因与孩子是否秃顶的关系也非常密切。他们研究了95个德国家庭，都至少有两个兄弟在40岁以前开始秃顶，采集这些秃顶男人和家族其他没有秃顶困扰的成员的血液样本后，发现秃顶者的雄激素受体基因异变的比例较高。

雄激素受体基因帮助管理男性性激素的分泌，例如睾酮。虽然这类激素刺激身体毛发和脸部胡须的生长，但是分泌旺盛却会导致秃顶。根据诺森的研究，基因异变可能导致头部的雄激素活动旺盛。

另外，少白头也和遗传有很大的关系。如果爸爸少白头的话，儿子少白头的可能性会很高。

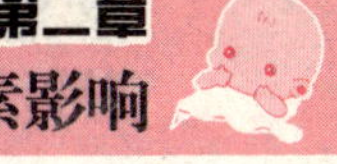

## 肤色：父母肤色的平均色

一般来说，肤色的遗传有“乘后再平均”的特征。这是因为人类肤色遗传是由2对以上的基因控制的，不同肤色的基因对后代作用是相同的，不存在显隐性的区别。所以如果父亲肤色较黑，而母亲皮肤白皙，那么孩子会得到一个“中和”的肤色。在相同人种间婚配，其后代子女肤色相差多不大。如果一个白人和一个黑人通婚，那么生下的后代就是灰黑色。如果父母的皮肤都黑，儿女就不大可能有白皙的肌肤；若一方白，一方黑，则子女的肤色居中。因此，黄种人生的孩子，一定是黄种人的肤色。当然，偶尔也会出现基因变异，出现黑皮肤夫妇生出白色皮肤的孩子，但这种事情的概率非常非常低。

美国宾夕法尼亚州立大学的一群科学家研究发现，人类刚刚迁离非洲时，皮肤还是褐色的，导致皮肤变白的基因变异最初是偶然地发生在某一个人的身上。这个人的子孙后代兴旺发达并逐渐遍及欧洲，催生了地球上肤色最浅的若干种族。这项新发现恰恰说明了人类肤色在生物学上反映出来的差异非常小，变异的仅仅只是人类基因组31亿个代码中的一个。这项研究还首次发现，亚洲人的浅肤色是另一种基因变异造成的。这说明在人类进化过程中，至少独立出现过两次浅肤色，分别导致人类出现高加索人和亚洲人脸部等特征。

## 声音：后天可塑的遗传

现实中，声音比长相、形体更有遗传性，尤其是在打电话时，看不见对方的模样，亲骨肉之间的说话声音好像差不多。声音的高低、音量、音质等，不仅与喉有关，而且与肺有关，还由鼻的大小、张口的大小、舌的长短、颜面的骨骼等因素综合决定。而这些方面无不遗传有父母的基因，所以声音遗传是不奇怪的。

但因为音质和音色是眼睛看不出的东西，所以在遗传方面的研究比其他领域晚一些，目前很细微的东西还不了解。一般来说，男孩的声音大小、高低像父亲，女孩的声音像母亲。但是因肺活量、舌头长短、嘴型、颜面骨骼等因素影响，略显不同。先天性的缺陷也可能经后天的发声训练而改变。

## 面部特征的遗传特点

**下颌**。研究发现，下颌形状是一种显性的遗传特征，如果父母任何一方有下巴突出的特征，子女很可能也是这种特殊的下颌形状。

**眼形**。眼形是遗传的，而且大眼睛相对小眼睛是显性遗传的。这对小眼睛的人来讲，无疑是件令人高兴的事，不管自己怎样，只要配偶是大眼睛，生的孩子大眼睛的可能性大一些。

**眼球颜色**。在眼球颜色方面，黑色等深颜色相对于浅颜色而言是显性遗传。也就是说，如果黄种人和蓝眼睛的白种人结婚，所生的孩子大多是黑眼球，而不会是蓝眼球。

**睫毛**。长睫毛也是显性遗传的。父母双方只要有一个人拥有动人的长睫毛，孩子遗传长睫毛的可能性就非常大。

**双眼皮**。双眼皮属于显性遗传。因此，若父母亲是双眼皮，其子女很可能是双眼皮。

**鼻子**。一般来讲，鼻子大、高而鼻孔宽的人呈显性遗传。父母双方中有一人是挺直的鼻梁，遗传给孩子的可能性就很大。另外，鼻子的遗传基因会一直持续到成年。也就是说，小时候矮鼻子的人，长到成年时期还有变成高鼻子的可能。

**耳朵**。耳朵的形状是遗传的，而且大耳朵是显性遗传，小耳朵是隐

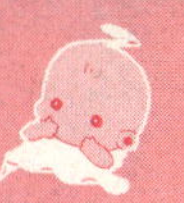

性遗传。父母双方只要一个人是大耳朵，那么孩子就极有可能也是一对大耳朵。

**青春痘**。有专家对青春痘患者的家族发病情况进行了调查，发现78%的青春痘患者中至少有一个同胞患有青春痘，62%患者的父母一方或双方患过青春痘。这些研究结果提示，青春痘具有遗传倾向。另外，有人对同卵双胞胎的青春痘患者进行了研究，发现同卵双胎者一方患青春痘，则另一方几乎100%也患该病，而且发病年龄、皮疹类型及部位都往往一致。如果父母双方都长过青春痘，子女的遗传可能性约为一般人的20倍。

### 寿命：长寿也有遗传性

大量现象表明，寿命与遗传有密切的关系。微生物学家海费利克根据十多年来积累的证据，提出遗传钟学说。他认为每种动物细胞分裂的次数和分裂周期都是事前安排好的，而且细胞分裂次数及分裂周期与生物体寿命是有相关性的。例如，他把从流产胎儿身上取得的纤维母细胞作离体组织培养，细胞进行有丝分裂50次前后就丧失活力。在老年人身上取得的细胞，只能进行20次的分裂就死亡了。一个19岁患早衰病病人的纤维组织在培养中仅能分裂2次，而对照的健康人则可达30次。

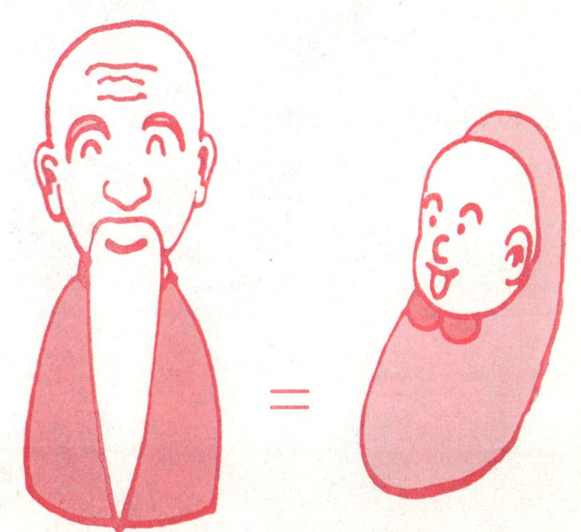

结合大量案例调查，

他认为寿命也是有遗传基础的，寿命的长短有家族聚集的倾向性。如果夫妻家族中有长寿的先例，那么孩子长寿的可能性是很大的。据统计，60~75岁死去的双胞胎，男性双胞胎死亡的时间平均相差4年，女性双胞胎仅差2年。不过，寿命也受环境因素的影响，如饮食习惯、生活环境、工作环境等也在不同程度上左右着人的寿命。

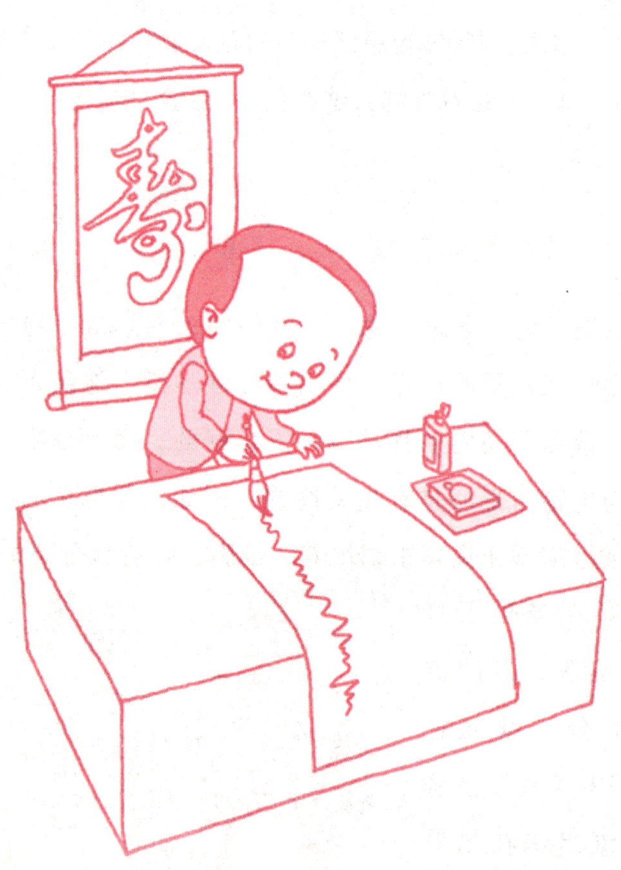

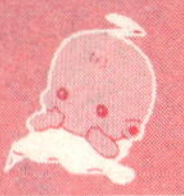

# 生男生女，父母谁更有决定权

## 胎儿的性别由精子决定

20世纪中期，欧洲科学家发现在人类的生殖细胞中，卵子中所含的染色体形状、大小都很均衡，而精子中所含的染色体中，有一组并不均衡。人体细胞的染色体有23对，其中22对为常染色体，一对为性染色体。性染色体有2种，即X染色体和Y染色体。女性的一对性染色体是两条大小形态相同的XX染色体，男性的一对性染色体则不相同，一条是X染色体，一条是较小的Y染色体。

一个卵子发育成男孩或女孩，取决于受精的精子是含Y染色体，还是X染色体。女性的性染色体是XX，只能形成一种卵子，即含一条X染色体的卵子；男性性染色体是XY，可形成两种精子即X精子或Y精子。X精子长圆、形状较大，与卵子结合形成XX合子，发育成女孩；Y精子头部稍尖较小，与卵子结合形成XY合子，发育成男孩。科学家在研究精子时发现，不管是哪一种人的精子，射精后的精子中，Y精子比X精子多达1倍。虽然Y精子很多，但是男性的数目并未因此比女性更多。

医学家进行了一些实验，发现当将这两种精子放入阴道分泌液中时，毛细血管呈酸性，在其中的 X 精子比 Y 精子活得更久；当将这两种精子放入子宫颈管分泌液时，毛细血管呈碱性，Y 精子比 X 精子活动更活泼；在接近排卵日时，子宫颈会分泌碱性的黏液，也就是说，排卵之前女性的子宫颈管黏液充塞在阴道内，使 Y 精子的活动旺盛，因而比 X 精子活得更久。

因此，他们认为，在酸性液体中，X 精子和 Y 精子的活动都很迟钝，但 Y 精子的活动力会减弱更多；在碱性液体中，X 精子和 Y 精子都有旺盛的活力，但其中 Y 精子的动作更为敏捷。这就意味着，制造女孩的 X 精子耐酸，而制造男孩的 Y 精子耐碱。

另外，当精子和卵子相会形成受精卵时，就决定了胎儿的性别，此后任何办法都无法改变胎儿的性别。所以，民间一些说是能改变性别的药物都是虚假的。更值得警惕的是，这些药物不但无法改变胎儿的性别，还会因为药物的成分很有可能造成胎儿的畸形。

## 母体的酸碱度影响胎儿性别

我们知道，子宫在阴道深处，是受精卵着床、胎儿成长的场所。与阴道相连的部分就是子宫颈管。子宫和子宫颈管通常是碱性的，在接近排卵日时更是出现强碱性，并借着提高碱性使精子能自由地在子宫内移动，从而形成容易受精的环境。

顺畅通过酸性的阴道内、进入碱性子宫内的精子恢复了活力，尤以 Y 精子更为活泼。如果到达子宫内的精子数中 X 精子与 Y 精子数目相同，那么 Y 精子与卵子结合的可能性就会较高。这就意味着，接近排

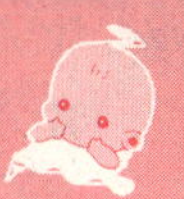

卵日时，阴道内形成的碱性环境，有利于Y精子的进入，容易生男孩。反之，有利于X精子的进入，容易生女孩。

根据这个原理，经过多年的研究，日本科学家富泽博士提出运用酸碱学说来选择生男育女的性别。他认为，改变丈夫体质为酸性，妻子体质为碱性易生男孩；反之，则易生女孩。而体质的改变可从饮食的改变做起。他运用这个理论指导生育实践，结果获得了80%以上的成功率。

根据研究发现：X（决定生女）精子量少但能抵抗较恶劣的环境（包括酸性），Y（决定生男）精子数量多，但抵抗力较差。丈夫体质的酸碱性决定精子制造的多少。而且X精子与Y精子制造的比例是一致的，也就是不管多少，Y精子数目永远占优势。在酸性体质下，X精子及Y精子数目都减少，但是，Y精子仍足够达到受孕所需的数量，X精子数目则较难有受孕机会。

妻子体质的酸碱度会直接反映在阴道黏液上，碱性体质对Y精子的生存无影响。理论上，妻子与丈夫的体质有四种不同的组合，其中较适合性别选择的组合则有两种。

丈夫是酸性体质，妻子是碱性体质，生男孩的机会较大。因为X精子在制造过程中，被压下来了。剩下的Y精子则可顺利地通过阴道进入子宫受精，孕育成男胎。反之，则容易孕育女胎。

根据临床经验，平日饮食营养均衡的夫妻，只要1~2周即可达成体质改变的目的，其成功率与长期饮食控制差不多。所谓的1~2周，就是指从排卵日往回算的时间。

由于大部分人排卵时间都在月经日算起2周以上，所以饮食控制法的保险时间也应选在月经来潮第一天开始实行。尤其是对于无法准确预测排卵日者，必须进行2周的饮食控制，才能生效。因此，医学界所拟定的性别选择食谱，也就订在14天。对于素食主义者而言，由于平日拒绝食用鱼肉，所以必须花费3个月以上的时间，利用多吃一点鱼肉类来改善体质是必要的。不过，以酸性食物为中心的饮食者，在排卵2周之前进行即可。

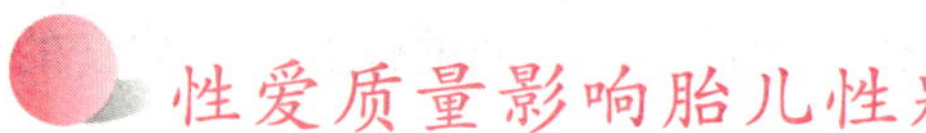

## 性爱质量影响胎儿性别

一些民间说法认为，夫妻双方都能够享受到性爱的高潮、体会性爱快乐的更容易生下男孩。这个看起来很像迷信的说法，却有不少学者也持赞同的意见，并认为这其中有一定的科学依据。

学者们认为，女性在做爱高潮时，子宫颈管就会大量分泌强碱性液体，阴道环境由酸性逐渐呈现碱性，利于生男孩的Y精子的生存以及与卵子的结合。但需要注意的是，女性阴道内的酸性度因人而异，并不是每位女性都能借着高潮而使阴道环境变为碱性。例如，如果阴道内的酸度过强时，即使女性感到了强烈的高潮，但阴道内环境有可能仍以酸性为主，些许分泌出来的碱性体液无法改变整个阴道酸碱度。

这里是做爱高潮中不同阶段的酸性度pH值：通常阴道内的酸性度为pH 4.0～5.6；进行前戏时pH值上升，酸性稍弱；最初高潮时pH 6.4；第二次高潮时pH 7.2；射精刚过后pH 8.4；以后阴道内逐渐呈现酸性倾向。可见，在第二次高潮时阴道内会由酸性变为碱性，而刚射精后pH值较高，可能是受精液的影响。

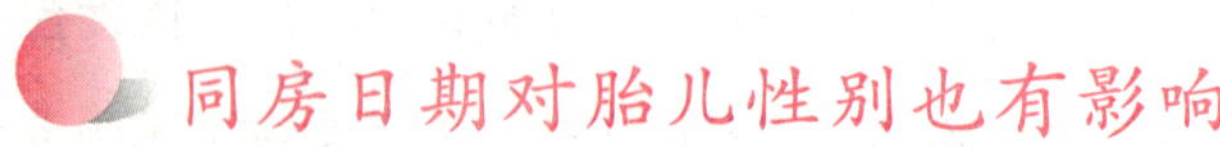

## 同房日期对胎儿性别也有影响

通常呈现酸性的阴道，在接近排卵日时呈现碱性。考虑到X精子

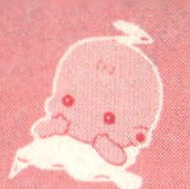

与Y精子的性质，有目的地选择同房日，也许在某种程度上可以影响胎儿的性别。

排卵日的前2天时，阴道的内环境特点：子宫颈管还没有分泌碱性黏液，阴道内为酸性，X精子比Y精子的耐力强。

排卵日当天阴道的内环境特点：子宫颈管分泌强碱性黏液，阴道内的碱性度增高，Y精子比X精子的功能旺盛。

为使X精子与卵子结合，阴道内必须保持酸性环境。最好在排卵日前2日进行性生活，这时阴道内的酸性度较高，制造女孩的X精子动作活泼，受精的机会增多。进行房事前不需要禁欲，Y精子的数目原本就比X精子多，因此如果到预定日之前禁欲的话，则Y精子的数目更多，Y精子受精的概率增高。在预定日前每隔3天进行进行房事以减少当天的精子数。排卵日前2天进行房事后采取避孕措施。

为使Y精子容易与卵子结合，就要调整阴道的酸碱环境，保证阴道内为碱性。比较适合在排卵日当天进行房事，这时子宫颈管会分泌出强碱性黏液。这时阴道内的碱性度会提高，Y精子的行动活泼，容易与卵子结合。而且在排卵日之前禁欲5天，尽可能储存较多的Y精子。

# 影响胎儿性别的外在因素

## 大气污染降低男婴出生率

近期，美国医学专家研究发现，大气污染、烟雾以及农业生产中使用的有毒物质会导致男婴出生数量减少，女婴出生数量大幅增加。他们和其他国家的同行联手，分别在美国西部、巴西圣保罗、东欧、东南亚等地区进行了长时间、大范围的调查与研究。

在研究中，他们发现，一个地区的污染越严重，大气中悬浮颗粒数量越多，这个地区中出生的男婴就会越少。一些国家在高污染城市地区设立的许多监测站出示的平均污染值水平，和当地医院的男女婴儿出生数量之间的关系都显示了这个结果。

专家声称，他们对 1990 ~2007 年的资料进行了大量深入细致的研究，在大气污染指数较高和较低的地区，男婴在婴儿出生总量中的比例分别是 40. 7% 和 52. 1% 。根据一般规律，男婴比女婴的出生数量虽然稍多，男婴占 51% 左右，女婴占 49% 左右，但男婴的死亡率较高些。因此，男女婴的出生存活数量大致相等。但在高污染地区，男婴的出生率随着污染指数的增大而越发下降。

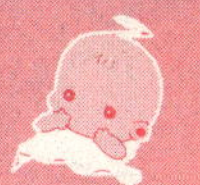

研究小组认为，出现这种情况的原因是携带Y染色体的精子对大气中的化学物质非常敏感，所以受到污染后Y精子的死亡率增加。他们还进行了一系列的相关实验，发现处在与人相同污染环境下的小白鼠、兔子、狗等动物的体内，精液的数量和质量也随着处在污染环境中的时间的增加而逐渐下降。

研究小组经过总结后认为，焚烧垃圾、工厂废气、农业生产中使用的有毒物质等都会导致男婴出生率下降，尤其是农业中的有毒物质，因其分子结构和天然激素类似，对人体的危害最大。

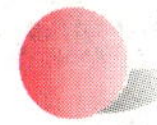

## 气候与胎儿性别

古希腊人曾经认为，未来孩子的性别直接同气候有关。而“热天容易怀男孩，冷天容易怀女孩”这样的说法，人们一直当做民间说法一听而过。但现在，一些科学的研究确实证明了这个观点的正确性。

法国科学家的最新研究报告提出，受孕前当地的气温对胎儿的性别有所影响。他们在研究中发现，实验室中的小白鼠、兔子等动物的性别、出生时间与受精时的环境温度有相当密切

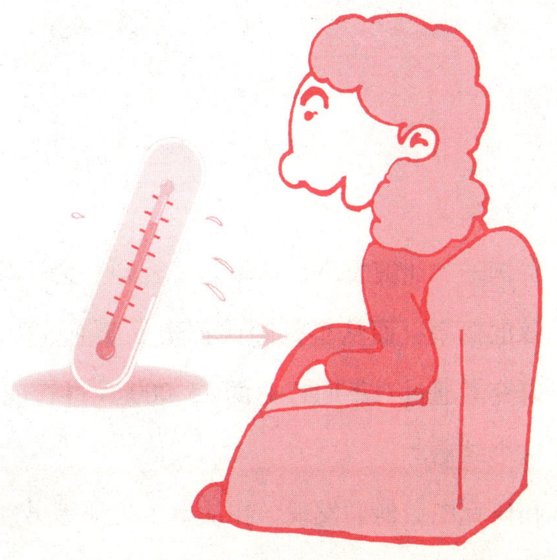

的关系。推而广之，他们开始寻找人类婴儿的性别和环境温度之间的关系。

研究人员对1950~2005年间的出生记录进行广泛的追踪，并且逐一对照当地的温度变化。结果发现，当地4~6月份是男婴出生最多的月份，10月则是男宝宝出生最少的月份。

分析发现，受精卵结合前1个月的环境温度，也就是男性与女性在性行为发生前的1个月所处环境的温度，是影响宝宝性别的重要因素。也就是说，高温环境容易创造男宝宝，低温环境容易创造女宝宝。

造成这种情况的原因，研究人员认为是高温影响了精子的X染色体，易受孕成男婴，而低温则会影响精子的Y染色体，易受孕成女婴。研究人员的另一个解释是，气温越高，人们做爱的欲望越强。在高温的环境中，会刺激男女性行为频率的增加，也使女性更容易受孕。另外，Y精子游得比较快，而X精子比较强壮，在性行为频繁的状况下，Y精子比较容易与卵子结合生出男婴。反之，在性行为减少的情况下，X精子比较容易等到与卵子结合的机会，更容易生出女婴。

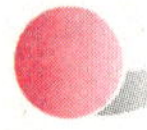

## 母亲职业影响胎儿性别

美国一项研究发现，从事如工程师、会计等职业，会大大增加孕妇生男孩的概率；而从事教师或护士等职业，婴儿的性别很可能就是女性。研究者通过对不同行业的75 000人进行问卷调查和电话访问，得到了这个结论。

在研究中，他们发现，在从事工程师等男性化职业的人群中，生男生女的比例为137:100，而在从事护士等女性化职业的人群中，这一比

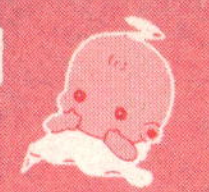

例变为100∶141。专家认为，这是由于从事男性化职业的女性在受精过程中，其子宫内的睾丸激素含量较高，增加了胎儿是男性的可能性。因为工作性质的原因，工程学等职业需要准确和独立的判断能力，这会使女性比较自信自强，导致女性体内的睾丸激素水平上升，生男孩的概率就会更高。如果夫妻两人都从事这类工作的话，那么生育男孩的概率就会更高。反之，生育女孩的概率就会大增，甚至会出现几个孩子都是女孩的情况。

## 香烟能降低男孩出生率

日前，挪威科学家发表的一份研究报告表明，受孕前后吸烟的夫妇生男孩的可能性比较小。这意味着，如果父亲每天吸烟超过20支，而母亲不抽烟，那么生女孩的可能性要远远大于生男孩的可能性；如果夫妇双方都吸烟，那么生男孩的可能性就更小。

在西方，女婴出生率平均是48%，但在吸烟者中，这一比例显著上升。通过对英国利物浦的9 000名孕妇的调查，利物浦热带医学院的医师们惊讶地发现了这一不均衡的现象。在平时和受孕期间吸烟的妈妈，生下男孩的比不吸烟的人少约1/3。如果父母都吸烟，那么怀男孩的概率将下降近一半，而且那些生活在烟草环境中的被动吸烟者也多生女孩。

据推测，有可能是吸烟使母亲的机体出现某种变化。例如，雌激素分泌减少、子宫病变等，决定生男孩的带Y染色体的精子头部较小，尾巴较长，游动快速，但耐酸力差且易受到烟毒的伤害，不仅容易受到伤害甚至可能会死亡。而决定生女孩的带X染色体的精子，头部较大，尾巴较短，行动较迟缓，耐酸性强且对烟毒的敏感性较低，不易受到伤害。

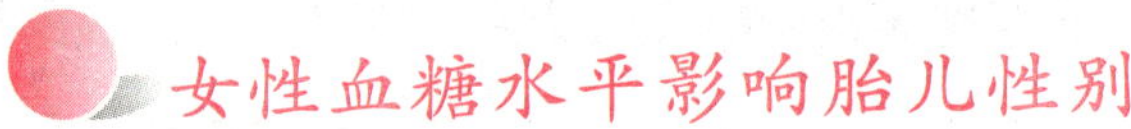

## 女性血糖水平影响胎儿性别

日本医学研究发现，女性的血糖水平会影响胎儿的性别。这项研究最初是在实验室中对小白鼠、兔子等一系列的哺乳动物进行的实验，得到这个高水平的血糖的雌性动物更容易生下雄性后代的结论。在进行反向实验中，也验证了服用降低血糖水平药物的雌性动物产下雌性后代的概率比雄性后代大得多。

研究人员给雌性兔子服用了一种叫做地塞米松的可抑制葡萄糖进入血液的类固醇，改变了其体内的血糖水平。在让其和异性共处的前3天，科学家们为50只兔子饮用了溶有地塞米松药物的水，然后再给它们饮用白开水。

服用地塞米松的兔子的平均血糖从6.13毫摩尔降到了5.06毫摩尔。最后发现控制组兔子所生51%的幼崽为雄性，而服用地塞米松的兔子所生幼崽只有37%是雄性。反向实验也成功说明这种方法是有一定道理的。这也许意味着在人类中，女性的饮食结构可能影响孩子的性别。而在这项研究的后续调查中，研究人员对1 500名女性进行了体检和问卷调查。统计结果发现，在排除了其他的干扰影响后，在人体正常范围内，血糖水平较高的女性生育的男孩为65%，女孩为35%。虽然至今没有弄清楚是什么原因导致了这个结果，但一些研究者认为是血糖水平的升高导致女性体内出现一系列生理化学变化，产生了有利于Y精子的子宫内环境。

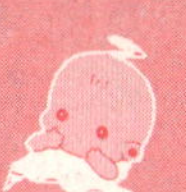

## 独居使男婴出生率下降

在医学界，有个与生育有关的“性别配给理论”。这种理论认为，正常情况下，大自然中所有生物的后代都大致保持着雌雄各半的均衡态势。但是，在一段时期中，当出现特别适合某个性别的生态环境时，生物更容易生育这个性别的后代。这个理论适用于所有的生物种类，包括人类，但是一直没有得到确凿的证实。

前不久，西方的一项研究发现证实了这个理论。英国医学专家通过对12 010位孕妇的研究发现，如果在孩子出生前，父母一直生活在一起，那么母亲生男孩的概率比独居母亲生男孩的概率要高出17%，即丈夫在身边陪伴的女性更容易生男孩。这个研究结果说明，生活方式也会影响后代的性别，婴儿的性别可能与父母的意愿无关，也不受父母的年龄、受教育程度、收入及种族等因素的影响，且与生育年份无关，而与自己父母的生活环境有关。

早在19世纪，医学界就已经发现非婚生婴儿中男性比例较低。到了近代，非洲地区的研究表明，在一夫多妻制的婚姻中，妻子生男孩的比例较低。近30年来，美国、加拿大和英国等发达国家都出现了难以解释的男婴比例骤降现象，而这一时期也是单身母亲出现的高峰期。

## 亚健康状态下易生女孩

近日，我国医学家研究发现，丈夫身体素质和妻子孕育胎儿的性别之间关系密切。一个医学研究小组在对1 900对生育孩子不久的年轻夫妻进行了问卷调查，内容涵盖夫妻双方的年龄、工作、收入、家族病史、身体健康状况等。

在对调查数据进行综合分析后，专家认为，在这些采用自然孕育方式受孕生子的家庭中，在妻子受孕前的一段时间中，丈夫的身体健康状况和胎儿性别之间有着密切的关系。即身体健康、喜爱运动、积极乐观、工作压力小的丈夫，和妻子同房后，孕育男性胎儿的概率更高。反之，丈夫是老板，或从事司机、律师等工作压力大的职业，整天忙于奔波辛苦，锻炼时间少，甚至很少锻炼，经常处在亚健康状态时，和妻子同房，更有可能孕育出女性胎儿。

深入研究后，专家认为，这种情况的出现是由于丈夫的体质和Y精子、X精子的生存状态相联系的。Y精子虽然体态娇小敏捷，游得快，但寿命短，较脆弱，对环境的适应能力很弱。丈夫如果在妻子受孕前的一段时间内经常加班、熬夜、抽烟、喝酒，太过疲累，都会导致Y精子的折损，或无力穿过黏稠的宫颈黏液，而被耐力更持久、寿命更长的X精子占上风。因此，准爸爸身体疲劳状态下，易生女孩，工作轻松的准爸爸更容易得到男孩。

从职业上来说，工作忙、压力大的男性生女孩的概率很大，如老板、职业经理人、工程设计师、司机、飞行员、麻醉师等；而心态良好、工作轻松的男性则生男孩概率偏大。

# 第三章 孕前体检，生育健康后代的有力保障

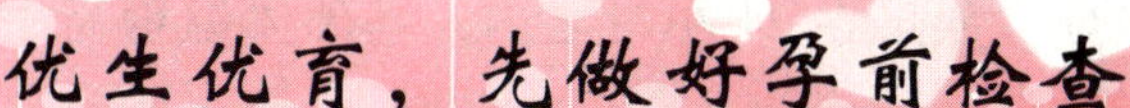

# 优生优育，先做好孕前检查

## 有计划地安排健康检查

在决定生育孩子时，什么时候应该进行孕前检查呢？医生的建议是，在计划怀孕前的三四个月进行检查就可以了。孕前检查是一次比较全面的健康体检，对女性来说，主要有以下检查项目：血常规、尿常规、肝肾功能、身高和体重、血压、心电图、胸透、口腔、妇科、体内微量元素以及艾滋病病毒等。另外，医生还会根据女性的具体情况增加其他检查项目，这就需要在体检时要详细地介绍自己的病史和家庭健康情况。其中常见的是进行宫颈癌防癌筛查，因为妇科常规检查有时不能准确地检查出女性的子宫颈情况。一般来说，子宫颈的病变漫长而且没有明显症状，但是一旦怀孕就会加速癌细胞的繁殖速度。

在怀孕前几个月的时候，妻子就要注意掌握自己的排卵规律，这是优生优育的一个便捷方法，而掌握排卵规律最好的办法就是坚持测量“基础体温”。基础体温是指经过一夜的完全休息以后，早晨从熟睡中醒来，躺在床上，在不受任何外在因素影响的情况下测得的体温。所以，妻子就要准备好专用的基础体温计，在每天早晨睡醒后就将其放到舌下，闭上嘴大约5分钟，然后把体温数值记录下来。为了正确掌握自己的排卵日，要求妻子一定要做到每天每月的固定时间坚持记录。女性在来月经之前，体温较高，处于高温期；来月经之后，体温则相对较低，处于低温期。如果在24小时之内，基础体温增高了0.3~0.6℃，甚至更高，那么则表示处于排卵的状态。

除了上述的孕前检查之外，女性还要根据自己的情况治疗以下疾病和进行疫苗防疫。

**治疗阴道炎症。**大多数女性都患过或者正患有阴道炎症，但很多人对其并不重视。如果在这种情况下怀孕，更有利于真菌生长，使原有的炎症更严重，还会导致胎膜早破、早产，分娩时也会感染胎儿，易使新生儿患鹅口疮。

**孕前9~10个月注射乙肝疫苗。**乙型肝炎重要传播途径之一是母婴传播。如果一旦传染给孩子，就会发展成慢性乙肝病毒携带者。因此，提早注射乙肝疫苗非常重要。注射时间是按照0、1、6的程序注射。也就是说从注射第一针算起，在此后1个月时注射第二针，在6个月的时候注射第三针。

**孕前5~7个月的时候注射风疹疫苗。**风疹病毒通过呼吸道传播，如果怀孕时感染风疹，有1/4的早孕期孕妇会出现先兆流产、流产、死胎等严重后果，也可能会导致胎儿出生后出现先天性畸形、先天性耳聋等。

**孕前半年停用口服避孕药。**在孕前半年左右的时候，服用完当月的避孕药后停止服用以后周期的药，这样能避免阴道不规则出血。一般情况下，最好经过3次正常的月经周期才能表明卵巢真正恢复排卵功能。从优生的角度考虑，如果常年服用避孕药的话，为了让药物成分彻底代谢出体外，最好停药半年后再怀孕。

**孕前 3 ~4 个月治好牙齿疾病。**牙周炎和牙龈炎能使病菌进入血液循环，播散全身，通过血流进入胎盘，影响胎儿的生长发育，甚至发生早产等意外。而且，怀孕后会使牙龈和牙周充血肿胀，导致妊娠期牙龈牙周炎，甚至破坏牙周骨组织，会引起多颗牙齿松动。如果孕妇患有蛀牙而没有治好，宝宝出生后被传染为蛀牙的可能性非常高。另外，阻生智齿的牙体与牙龈之间容易积留食物残渣引起炎症，即智齿冠周炎，为了避免怀孕后炎症复发，应将其拔除。

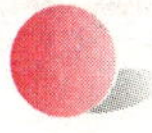

## ABO 溶血检查远离溶血儿

人体内的红细胞破裂，血红蛋白逸出称红细胞溶解，简称溶血。它可由多种理化因素和毒素引起，在新生儿身上出现溶血症状主要是由于 ABO 血型不合或 Rh 血型不合这两种原因。在我国，最常见的是 ABO 血型不合。母婴间血型不合而产生同族血型免疫反应的遗传性疾病，胎儿由父母亲方面遗传来的显性抗原恰为母亲所缺少。此抗原侵入母体，产生免疫抗体通过胎盘绒毛膜进入胎儿血液循环与胎儿红细胞凝集，使之破坏而出现溶血，引起贫血、水肿、肝脾肿大和出生后短时间内出现进行性重度黄疸，甚至发生胆红素脑病。

有下面这些情况的小夫妻需要进行孕前溶血检查：病史中有自然流产史及前一胎新生儿黄疸史者；妻子血型检查为 O 型，丈夫为 A 型、B 型或 AB 型；O 型血妻子在孕前查出抗 A 或抗 B 抗体效价较高者；O 型血妻子孕期抗 A（B）IgG 效价>1:64 者。

疑有血型不合的实验室辅助诊断抗体检查：ABO 血型不合的夫妇同时抽血，测定妻子血中对其丈夫红细胞的免疫抗 A 或抗 B 抗体及其滴度，效价≥1:64 时才有意义，≥1:512 时提示病情较重，应住院治疗。另外，在孕早、中期应每 1～2 个月检查 1 次，在妊娠 28～32 周间应每 2 周测 1 次，妊娠 32 周以后每周测 1 次。因此，为加强孕期保健，怀孕前夫妇双方一定要查血型，以便早期发现血型不合，预防治疗。

ABO 溶血症多在第二胎发生，新生儿溶血症发生的机会和严重程度随着胎次的增加而增加。另外，有些女性虽然是第一次生育，但自然界中存在类似 ABO 血型的物质，可经过各种途径进入人体，产生抗体，导致婴儿发生新生儿溶血症。调查资料显示，中国有 30% 的妊娠存在血型不合，新生儿溶血症的发病率为 11.9%，但是很少有严重病例发生。

怀疑母婴血型不合溶血病的妈妈，如在孕前被查出血型抗体效价高者，可在孕前先进行中药治疗来降低抗体，预防怀孕后宝宝患 ABO 溶血病。孕后定期检查抗体效价，第一次在孕 16 周开始查抗体，第二次在孕 28～30 周，以后 2～4 周查一次，自抗体效价增高时开始给予孕妇口服中药，每日一剂至分娩。

## 染色体检查避免胎儿患染色体病

染色体位于细胞核中，在细胞分裂时呈短杆状，由于染色时着色较深，故得名染色体。一个体细胞中的全套染色体就叫做核型，核型反映细胞中染色体的数量和结构特征。

人的正常核型中，有两条与人的性别决定有关，即 X 染色体和 Y 染色体叫性染色体。男女的性染色体有所有不同：男性的两条性染色体是异型的，一条是 X 染色体，另一条是 Y 染色体，核型写作 46，XY。

女性的两条性染色体是同型的。两条都是 X 染色体，核型写作 46，XX。另外 44 条即 22 对染色体与性别无直接关系，它们是男女共有的，叫常染色体。同源染色体是指在正常的人体细胞核型中，形态与大小，着丝粒位置，染色体上的基因序列都基本相同的染色体。同号的两条染色体，即是一对同源染色体。一对同源染色体中的一条来自父亲，另一条来自母亲，在减数分裂时出现联合配对。

男性和女性的细胞核中，性染色体有所不同，女性的细胞核中有两条 X 染色体，但只有一条染色体有活性，另一条染色体无转录活性；男性的细胞核中有一条有活性的 X 染色体，所以看不到 X 染色质，但在 Y 染色体上通过荧光染料染色后可在间期细胞核中看到一个直径约 0. 3 微米的强荧光小体，这代表 Y 染色体长臂的一部分，叫做 Y 染色质。X 染色质和 Y 染色质可以鉴定一个人的性别。

每一个染色体是由一个 DNA 分子构成。人类每对染色体上有上千对基因，这些基因按一定顺序排列在各染色体上并占有一定位置，称位点。所以，染色体是遗传物质基因的载体。它在有机体的遗传和变异中起着特殊的作用。染色体都按一定顺序排列一定数量的基因，如果由于某种内部或外部的原因，破坏了染色体的完整性，就会引起疾病，叫做染色体病。染色体异常也叫染色体畸变，其中包括染色体数目异常和染色体结构的畸变。

染色体数目异常。细胞中染色体的数目和形状（结构）是相对稳定的，但又是可变的。染色体数目的增减一般只占 1% ~2%，最多也不超过 5%。至于染色体结构的改变一般不超过 1%。染色体数目异常所造成的疾病包括常染色体异常的疾病，如先天愚型。性染色体数目异常所引起的疾病有先天性睾丸发育不全症、性腺发育不全症等。染色体结构畸变。染色体由于某种原因使其从长轴上断下一个断片，叫做断裂，断裂后的断片由于行动不同可以发生缺失、易位、倒位及重复等畸变。

由上述染色体异常引起的疾病即为染色体病。现已发现的染色体病有100余种，染色体病在临床上常可造成流产、先天愚型、先天性多发性畸形以及癌肿等。染色体异常的发生率并不少见，在一般新生儿群体中就可达0.5%~0.7%，而在早期自然流产时，有50%~60%是由染色体异常所致。染色体异常发生的常见原因有电离辐射、化学物品接触、微生物感染和遗传等。临床上染色体检查的目的就是为了发现染色体异常和诊断由染色体异常引起的疾病。

染色体的检查方式是提取血液，在DNA检测仪中检验其染色体。染色体检验是个笼统的说法。人染色体有复杂的3级结构，包含上万个基因片段，检测其不同结构、不同片段，可以得知不同的信息，如染色体核型测定生育功能的检查；基因保守序列测定遗传病的诊断；特定非保守序列测定亲子鉴定、案件侦破；核外基因检测；病毒性疾病的研究（如乙肝）。

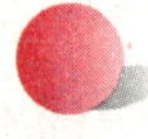

## 不可忽视的微生物感染检查

### 支原体检查

支原体是介于细菌和病毒之间的微生物，也是独立生活、非细胞内培养的最小微生物。目前已知的支原体有80多种，人体支原体十几种，其中肺炎支原体可引起急性呼吸道感染和肺炎，人型支原体（MH）可引起尿路感染及不孕症、子宫内膜炎、产褥热、新生儿肺炎，生殖道支

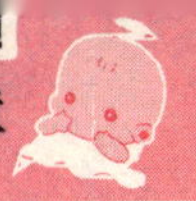

原体可引起尿道炎、子宫内膜炎、绒毛膜羊膜炎、自然流产、早产、新生儿肺炎、男性不育及尿路结石，唾液支原体和口腔支原体是上呼吸道常居菌。肺炎支原体（MP）单份血清 IgM 阳性，近期感染可能性大。

支原体感染可通过性生活传播给对方，如一方检查有感染，建议另一方同时检查。主要方法是取分泌物做培养，检查结果比较准确，治疗需要根据药物敏感实验的结果，选择敏感药物根据病情针对性治疗 1 ~ 2 周，停药 1 周后复查。治疗期间禁止性生活。

## 衣原体检查

衣原体是在细菌内生活的微生物，与人类有关的包括 3 种。

沙眼衣原体有 15 个血清型，其中 A、B、Ba、C 4 种可引起沙眼、包涵体性结膜炎、点状角膜炎等眼部疾患；D ~ K 型可引起泌尿生殖道炎症，孕妇感染后可致流产，新生儿致结膜炎和肺炎。

鹦鹉热衣原体能引起人呼吸道感染甚至毒血症，亦可引起心肌炎、心内膜炎及脑膜炎等。

肺炎衣原体可引起肺炎。

沙眼衣原体抗体、鹦鹉热衣原体抗体，或肺炎衣原体抗体，均以单份血清 IgG 滴度≥1:512 和（或）IgM≥1:32 为阳性，当排除类风湿因子干扰后可诊断近期感染。

## 淋球菌检查

取患者尿道分泌物或宫颈分泌物，做革兰染色，在多形核白细胞内找到革兰阴性双球菌。涂片对有大量脓性分泌物的单纯淋菌性前尿道炎患者，此法阳性率在 90% 左右，可以初步诊断。女性宫颈分泌物中杂菌多，敏感性和特异性较差，阳性率仅为 50% ~ 60%，且有假阳性，因此世界卫生组织推荐用培养法检查女患者。

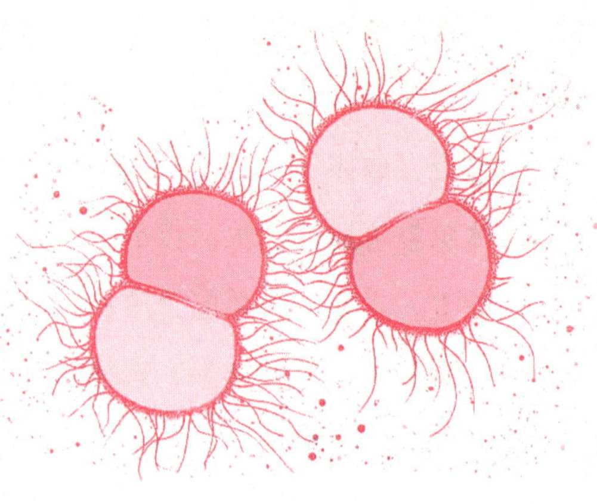

在涂片染色镜检能看到大量多形核白细胞，细胞内外可找到成双排列、呈肾形的革兰阴性双球菌。细菌培养在血平皿上可形成圆形、稍凸、湿润、光滑、透明到灰白色的菌落，直径为0.5～1.0毫米，生化反应符合淋球菌特性。直接涂片镜检阳性者可初步诊断，但阴性不能排除诊断，培养阳性可确诊。

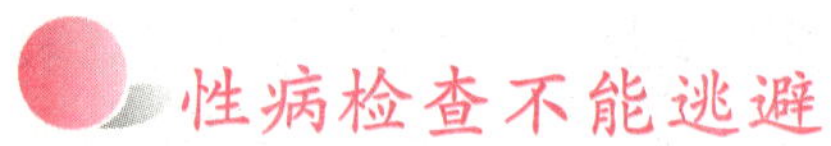

## 性病检查不能逃避

### 梅毒血清检查

梅毒血清学试验为诊断梅毒必需的检查方法，对潜伏梅毒，患者血清学的诊断尤为重要。梅毒血清学检查对于诊断二期、三期梅毒，以及判定梅毒的发展和预后，判断药物的疗效都有十分重要的意义。梅毒血清学检查包括非梅毒螺旋体血清学试验和梅毒螺旋体血清学试验。前者常用于临床筛选及判定治疗的效果，抽血后1小时即可出结果，费用也低廉。后者主要是用于判定试验，但是它不能判定治疗效果，一旦患有梅毒，这一试验将终身阳性。

阳性反应最早出现于感染5～7周后，硬下疳的阳性率为59%～

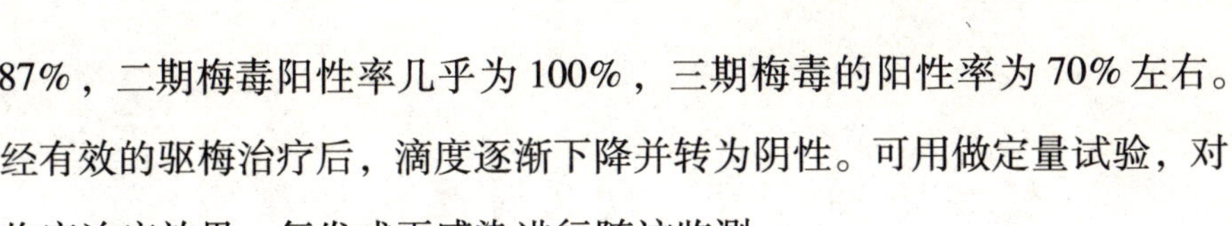

87%，二期梅毒阳性率几乎为100%，三期梅毒的阳性率为70%左右。经有效的驱梅治疗后，滴度逐渐下降并转为阴性。可用做定量试验，对临床治疗效果、复发或再感染进行随访监测。

临床上诊断或怀疑梅毒时，一般先用非螺旋体抗原血清反应（USR或RPR）做筛选检查。结果如为阴性，即可否定梅毒，只有在怀疑梅毒时才做进一步检查。结果如为阳性，且病史及体检符合梅毒者，即可以确定诊断。病史及体检不符合梅毒者，应进一步做梅毒螺旋体血清反应，以排除生物学假阳性反应。

### 艾滋病病毒检测

HIV感染可以通过检测病毒的抗体、抗原、核酸或病毒培养来确定。目前，标准的检测方法是血清学HIV抗体检测，它是诊断艾滋病病毒感染和艾滋病的主要指标和标准检测项目。艾滋病检测通常采用抽血检验的形式，抽血量很小，与检测肝功能所需的血量差不多，在手臂血管采血。也有采用唾液测试的，但没有血液测试准确。

检查结果呈阳性是指血液中发现了抗体（抗体在艾滋病感染后大约3个月才能产生，检测方能发现），即意味着受检人携带HIV病毒。而且，检查结果也不能显示需要多长时间受检人会转成艾滋病患者（即出现症状）。

艾滋病病毒检测通常分两部分，先进行抗体检测。一个人所做的第一种抗体检测，称为筛查试验，如果筛查试验结果为阴性，这就意味着没有发现抗体，就认为被检测的人是艾滋病病毒阴性，而不需要做确证试验。如果筛查试验结果反复呈现阳性，就必须进行确证。只有在两个测验（一个筛查、一个确诊）都做出阳性结果以后，才考虑是艾滋病感染。

## 优生五项检查，助父母生出健康宝宝

优生五项，又名致畸五项，英文名是 TORCH。TORCH 一词是美国学者于 1971 年将孕妇患病后可引起子宫内胚胎（胎儿）感染引发流产甚至造成先天缺陷或发育异常的数种病原体英文名词的第一个字母组合而成，它包括弓形虫、风疹病毒、巨细胞病毒、单纯疱疹病毒和其他病毒。优生五项对孕妇怀孕前后和产前情况，对胎儿的健康以及其他疾病的诊断具有重要价值。这里主要介绍前四项的检查。

目前，医院诊断这五项感染的方法主要是酶联免疫法测定血清抗体。测定血清中对这些病原体的特异性抗体，如 IgG 和 IgM。一般来说，如果 IgM 阳性，表示孕妇近期可能有感染，或称原发性感染，有引起胎儿畸形的可能。如果 IgG 阳性，表示孕妇过去有过感染，目前对胎儿的影响不大。在我国育龄女性中，大部分人的风疹和巨细胞病毒 IgG 为阳性。

### 弓形虫

它的病原体是一种球虫，属于寄生虫的范畴。弓形虫的整个生活史发育过程需两个宿主，猫科动物，如猫为终末宿主，因它对中间宿主的选择极不严格，无论哺乳类或鸟类都可以作为中间宿主。另据报道，蚊子、苍蝇、蟑螂等也会将弓形虫携带到人的食物上或饮水中，从而会引起人的感染。

人体感染了弓形虫，多数可能成为无症状的带虫者，仅少数人发病。该病临床表现复杂，轻者为隐性感染，重者可表现为多器官的严重损害，如弓形虫脑病、眼病、肾病、肝病、肺病及弓形虫心肌炎等各系统的病变。

被弓形虫感染的孕妇，不论其有无临床症状，常可通过胎盘将弓形虫传给胎儿，从而直接影响胎儿的发育，使胎儿严重致畸甚至死亡，亦可发生流产、死产、早产或增加妊娠合并症。感染发生得越早，胎儿受损越严重。感染发生在妊娠头3个月，多会引起流产、死产或生下无生活能力的和发育有缺陷的婴儿；在妊娠中3个月感染，多会出现死胎、早产和严重的脑、眼疾病；在妊娠晚期，因胎儿已逐渐成熟，此时母体如受到感染，胎儿可发育正常，亦可出现早产或出生后才出现症状，表现为各系统不同程度的损坏。

抗弓形虫的IgG与IgM抗体检查中，若IgGAb阳性而IgMAb阴性，表示此人曾感染过，若IgGAb和IgMAb同时阳性，表示现在体内有弓形虫感染；若弓形体IgG滴度≥1:512或双份血清IgGAb滴度4倍以上升高，也可证明现在有弓形虫感染。如IgG与IgMAb都为阴性，则说明该患者从未有过弓形虫感染。

弓形虫有特效药物，即使已经怀孕，也同样可以进行治疗。对孕妇受感染采用螺旋霉素预防治疗是可以预防弓形虫的。磺胺嘧啶和乙胺嘧啶也是治疗弓形虫病的特效药物，但乙胺嘧啶不宜用于3个月内早期孕妇。此外林可霉素也可用于治疗本病。孕期至少应检测3次，必要时也可采取手术终止妊娠。

## 单纯疱疹病毒

人群中单纯疱疹病毒感染非常普遍，患者和健康带毒者都是传染源。单纯疱疹病毒分为Ⅰ型和Ⅱ型，感染途径主要通过分泌物和与易感染的人密切接触有关。Ⅰ型病毒多侵袭腰以上部位，引起如口唇疱疹、疱疹性湿疹、口腔炎、角膜结膜炎等疾病。Ⅱ型病毒多感染腰以下部位，引起生殖器疱疹，它主要通过性生活传播，并可能与宫颈癌有关。Ⅰ型和Ⅱ型病毒均可引起脑膜炎和皮肤疱疹。孕妇在妊娠期间感染了单纯疱疹病毒，可引起胎儿先天性感染。新生儿（小于7周龄）感染单纯疱疹病毒后可能会引起广泛的内脏感染和中枢神经系统感染，病死率较高。

### 风疹病毒

风疹病毒的发病高峰为春季至初夏，可通过呼吸道传播，以鼻咽分泌物为主要传染源。该病毒通过接触传染能力不强，偶尔接触未必形成感染。其潜伏期为10～21天，此后表现为咳嗽、流涕、咽部疼痛、头痛、发热、食欲不佳等临床症状，面部可首先出现皮疹，1个月内遍布全身。

妊娠期间风疹病毒感染可造成死胎、自然流产或严重的婴儿畸形，其严重程度主要取决于感染发生在妊娠的哪个时期。如在妊娠前8周内感染，自然流产率达20%，第12周感染几乎肯定可以导致胎儿感染并出现严重后遗症，其他还可引起心脏和眼的缺陷、视网膜病变、听力缺损、糖尿病和其他内分泌疾病、神经性耳聋、青光眼等。孕妇妊娠早期感染风疹病毒几乎都可引起胎儿广泛持续的多器官感染，导致死胎。

如怀孕的妇女IgG检查为阳性而IgM阴性，表示近期无风疹病毒感染，但曾经有过感染（IgG阳性），已获得了保护性抗体，可以不必担心风疹病毒的侵袭。如女性的IgG和IgM全部为阴性，说明从未受过风疹病毒的感染，此时如已怀孕，则直至婴儿出生，都应该进行风疹病毒血清学监测。如果双份血清IgG阳性，且滴度升高4倍以上，应该考虑已有风疹病毒的感染。

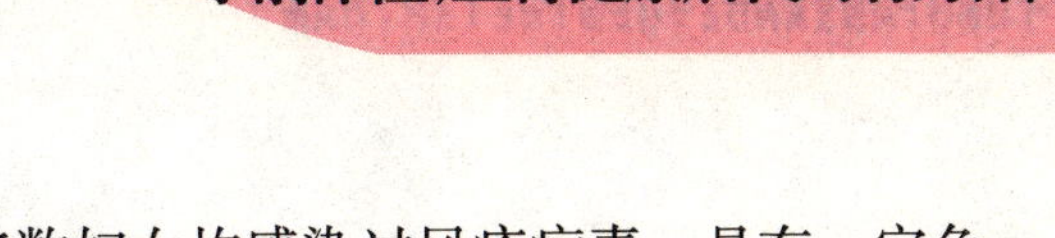


值得庆兴的是，我国绝大多数妇女均感染过风疹病毒，具有一定免疫力，但也要在怀孕前6个月注射风疹疫苗。

### 巨细胞病毒

每个人或早或晚都会感染巨细胞病毒，感染后的临床表现与患者的个体免疫能力和年龄有关。孕妇严重的宫内感染可导致宫内死胎和新生儿死亡。新生儿的巨细胞病毒感染可在分娩过程中经过母亲产道时的接触而感染，或通过母乳喂养感染，还可通过多次输血感染。大多数新生儿感染巨细胞病毒后无不良反应，但对早产儿和体弱儿有较大的危险，以神经肌肉受损为主要特点。幼儿与儿童感染后多无明显症状，偶见肝脾肿大、肝功能异常和呼吸道疾病。青少年与成人感染多无症状，少数可出现发热、肝炎、全身淋巴结肿大或各种疹子，少见的并发症有肺炎、心肌炎、心包炎、神经炎、神经根炎、脑炎、细菌性脑膜炎、血小板减少性紫癜、溶血性贫血和视网膜炎。需要注意的是，巨细胞病毒对使用免疫抑制剂的患者危害较大，可引起肺炎、肝炎及全身性疾病，最终可导致死亡。

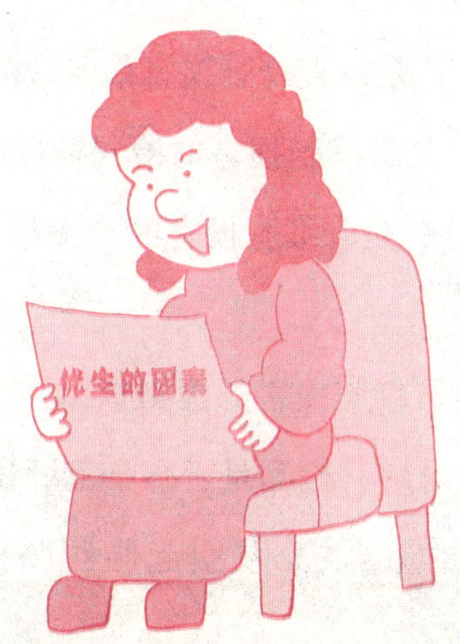

# 孕前常规检查汇总

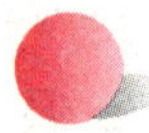

## 18 项常规检查排查疾病

### 18 项常规检查

**血常规检查：** 包括白细胞、红细胞、血红蛋白、血小板检查。能了解女性的病毒感染、白血病、急性感染、组织坏死、败血症、营养不良、贫血、ABO 溶血等情况。

**谷丙转氨酶（ALT）：** 是检查肝脏损害最灵敏的指标。

**总胆红素（TBIL）：** 是肝细胞损害的检测指标。

**直接胆红素（DBIL）：** 是肝细胞损害的检测指标，有助于区分各型黄疸。

**转肽酶（GGT）：** 是肝细胞损害的检测指标。

**乙肝表面抗原（HBsAg）：** 检测是否感染乙肝病毒。

**总胆固醇（TC）：** 含量过高，易引起脂肪肝、动脉硬化、脑卒中（中风）、胆结石等。

**三酰甘油（TG）：** 来自脂类及米、面等，数值偏高易患动脉硬化、脂肪肝等。

**高密度脂蛋白（HDL-C）：**对血管有保护作用，血中含量低于标准易患心脑血管病。

**低密度脂蛋白（LDL-C）：**是检测动脉硬化的重要指标，越高越不好。

**尿素氯（BUN）：**当肾功能损害、体内代谢产物堆积时，尿素氮升高。

**肌酐（Cr）：**检测肾脏的排泄功能。

**尿酸（UA）：**有痛风、肾功能下降、代谢综合征及肾结石等，尿酸会偏高。

**血沉（ESR）：**提示各种炎症或风湿，甚至恶性肿瘤等疾病。

**血钙 Ca：**血清中钙：的测定，数值低，小心骨质疏松等。

**空腹血糖（Glu）：**是筛查糖尿病最基本的方法。

**甲胎蛋白（AFP）：**是临床上诊断肝癌的重要指标。

**癌胚抗原（CEA）：**这项指标明显偏高，提示有肿瘤可能性。

下面是对几项比较重要的检查项目的详细解释，以帮助读者更深入地了解血常规检查。

### 总胆固醇

总胆固醇对孕育下一代也有一定的影响。总胆固醇偏高，则血稠，在准备怀孕的过程中，很容易因此而影响身体健康。一般来说，身体健康的男性总胆固醇的参考值为 3.2 ~ 7 毫摩/升，女性的参考值为 3.2 ~ 6.3 毫摩/升。女性在妊娠期的第 7 ~ 9 个月时，体内的总胆固醇约升高 45%，而 40 ~ 50 岁的女性的总胆固醇会升高 10%，绝经期时也会升高 10%。一些喜欢喝酒的人，不论男女，他们的总胆固醇都会升高 10%

左右，经常食用富含饱和脂肪酸食物的人的总胆固醇会升高6%左右，而长期体力活动量大、比较劳累的人的总胆固醇会升高4%左右，吸烟的人能升高4%。

B型血的人比O型血的人总胆固醇低5%，素食者约降低5%，生理锻炼可降低5%，月经周期的黄体期可降低20%。

当一个人总胆固醇指标增高时，说明可能患有高脂血症、甲状腺功能低下、糖尿病、胰腺炎、类脂性肾病、砷中毒性肝炎、胆道梗阻、动脉硬化、心肌局部缺血等疾病。

具体来说，当一个人的总胆固醇指标在8.0毫摩/升甚至更高时，说明这个人的动脉粥样硬化性心血管病预后不良，必须采取诸如饮食、药物或手术等适当的治疗措施。

当总胆固醇指标低于正常值时，说明他可能患有营养不良、甲状腺功能亢进、严重的肝功能不全（如肝硬化、慢性中毒性肝炎、病毒性肝炎）、贫血、低β-脂蛋白血症、甲状腺炎等疾病。

当总胆固醇升高时，血脂会出现异常，虽然对妊娠没有直接影响，但放任不管的话，会使血液变稠，如果受孕，会加大难产的发生率，对健康及优生优育均不利。

### 三酰甘油

三酰甘油是人体内含量最多的脂类，是体内热量的主要来源。大部分组织都可以利用三酰甘油分解产物供给热量，同时肝脏、脂肪等组织还可以进行三酰甘油的合成，在脂肪组织中贮存。

三酰甘油是长链脂肪酸和甘油形成的脂肪分子，又称中性脂肪，由三分子脂肪酸和一分子甘油酯化而成。它处于脂蛋白的核心，在血中以脂蛋白形式运输。

脂肪组织中的三酰甘油在一系列脂肪酶的作用下，分解生成甘油和脂肪酸，并释放入血供其他组织利用的过程，称为脂动员。但是，脑及神经组织和红细胞等不能利用脂肪酸。正常人三酰甘油水平的高低受生活条件影响，其个体内差异及个体间差异都大于总胆固醇，而且随年龄增加逐渐升高。

高三酰甘油血症是一种异族性三酰甘油蛋白合成和降解障碍。由于种族、饮食等的差异，各国高三酰甘油血症的分类水平也不尽相同。我国正常的三酰甘油数值是：儿童<1.13 毫摩/升，成人<1.7 毫摩/升；临界性高三酰甘油血症的范围为2.83～5.65 毫摩/升；诊断明确的高三酰甘油血症的数值大于5.65 毫摩/升。

三酰甘油的升高，一般是以下疾病引起的：家族性高三酰甘油血症，家族性混合型高脂血症。继发性疾病常见于：糖尿病、糖原累积症、甲状腺功能不足、肾病综合征、妊娠等；高血压、脑血管病、冠心病、糖尿病、肥胖与高脂蛋白血症常有家庭性集聚现象。

三酰甘油减低，一般是由于以下疾病引起的：甲状腺功能亢进，肾上腺皮质功能减退，肝功能严重低下。

因此，年轻夫妇在孕前检查三酰甘油水平是否正常是很重要的。一旦三酰甘油数值升高或降低，都应尽快去医院进行检查，查出原因，积极治疗，为小宝宝的到来提供有利保障。

### 高密度脂蛋白胆固醇

高密度脂蛋白主要是由肝脏合成，由载脂蛋白、磷脂、胆固醇和少量脂肪酸组成。它能将胆固醇从肝外组织转运到肝脏进行代谢，从而使外周组织中衰老的细胞膜中的胆固醇转运至肝脏代谢并以胆汁形式排出体外。因此，它被称为抗动脉粥样硬化、减少患冠状动脉心脏病概率的保护因子，也就是我们通常所说的“好”胆固醇。准备怀孕的女性在孕前应检查一下高密度脂蛋白胆固醇，并使其尽量保持在正常水平，以降低孕后出现心脏病及冠心病的可能性。

我国成年人的高密度脂蛋白胆固醇的标准是，40 岁以下的男性的高密度脂蛋白胆固醇为 0.78～1.53 毫摩/升；40 岁以下的女性的高密度脂蛋白胆固醇为 0.86～2.0 毫摩/升，都是正常的。需要注意的是，患者在采血前的两三天内应尽可能少食含脂类食物。

当高密度脂蛋白胆固醇增高时，一般没有什么临床意义，大多出现在原发性高脂蛋白胆固醇血症（家族性高 α-脂蛋白血症）中，而这样的家族中长寿者比较多。另外，接受雌激素、胰岛素或某些药物（如烟酸、维生素 E、肝素等）治疗的患者，也会出现高密度脂蛋白胆固醇增高的现象。准备怀孕的女性朋友应在孕前避免这些行为，以免造成不利影响。

另外，当高密度脂蛋白胆固醇低于正常值时，就说明患者可能会患上脑血管病、冠心病、高三酰甘油血症、肝功能损害（如急慢性肝炎、肝硬化、肝癌）以及糖尿病等疾病。

### 低密度脂蛋白胆固醇

低密度脂蛋白是富含胆固醇的脂蛋白，正常人空腹时血浆中胆固醇的 2/3 是和低密度脂蛋白结合。低密度脂蛋白胆固醇是作为代谢的终产物在循环中形成，也有一部分是由肝合成后直接分泌到血液中。低密度脂蛋白胆固醇是发生动脉粥样硬化的危险重要因素之一。低密度脂蛋白胆固醇经化学修饰作用后，被巨噬细胞摄取，形成泡沫细胞并停留在血管壁内，从而沉积了大量的胆固醇，尤其是胆固醇酯，促使动脉壁形成粥样硬化斑块。

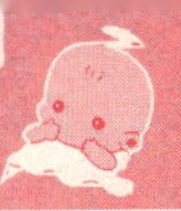

人群流行病学调查表明，高低密度脂蛋白胆固醇水平具有致动脉粥样硬化的作用。当血液中低密度脂蛋白胆固醇过多时，便有助于形成“斑块”，并堆积在动脉壁内。最终，斑块能够阻塞富含氧气的血液流入身体的相应部位。如果斑块聚积于心脏本身的动脉内，心肌就会缺乏氧气，可能导致心脏病发作。如果它发生于脑部的血管，则称为“卒中”俗称“中风”。

血清低密度脂蛋白胆固醇水平随年龄增加而升高。高脂肪、高热量饮食、运动少和精神紧张等也可使低密度脂蛋白胆固醇水平升高。

虽然低密度脂蛋白胆固醇的升高不影响受孕，但其对身体健康有一定危害，不利于优生优育，应引起年轻夫妇的注意。

一般人群平均值在2.07～3.11毫摩/升。我国的《成人血脂异常防治建议》中，将低密度脂蛋白胆固醇分成三个水平：≤3.10毫摩/升为合适范围；3.13～3.59毫摩/升为边缘升高；≥3.62毫摩/升为升高。

由于低密度脂蛋白胆固醇是冠心病的危险因素，所以大多用于判断是否存在患冠心病的危险性。同时，也是血脂异常防治的首要靶标。

当一个人的低密度脂蛋白胆固醇升高时，则说明他可能出现遗传性高脂蛋白血症、甲状腺功能低下、肾病综合征、梗阻性黄疸、慢性肾功能衰竭、库欣综合征等疾病。

当一个人的低密度脂蛋白胆固醇指标低于正常值时，说明他可能患有无β-脂蛋白血症、甲状腺功能亢进、消化吸收不良、肝硬化、恶性肿瘤等疾病。

## 尿常规检查：了解自己的泌尿系统

尿常规在临床上是不可忽视的一项初步检查，不少肾脏病变早期就可以出现蛋白尿或者尿沉渣中有形成分。对泌尿系统感染、结石、胆道阻塞、急慢性肾炎、糖尿病、肾病变综合征等疾病有预报性作用。一旦发现尿常规异常，常是肾脏或尿路疾病的第一个指征。

在尿检前应准备好盛装尿液的干净容器，采集尿液时，最好采集清晨第一次的尿液，留取新鲜尿液 100 毫升左右即可。需要注意的是，如果是女性进行尿检，应注意不要在月经期间进行尿检，以免经血混入尿液中，影响检查结果。

另外，有些年轻夫妇比较害羞，觉得在医院采集尿液有些丢人，便在家里采集好尿液后，再带往医院进行检验。这种方法虽然是可取的，但需要注意的是，尿液存放的时间过久，不仅容易滋生一些细菌，还会使尿液中的一些细胞成分受到破坏。所以，在家采集好的尿液，应在 30 分钟以内送达医院，进行检验，否则很有可能会影响到检查结果。

尿常规检查内容包括尿的颜色、透明度、酸碱度、红细胞、白细胞、上皮细胞、管型、蛋白质、比重及尿糖定性，需要注意的是，尿常规检查的项目中，有部分和肾功能检查内容相同，这里不再过多重复。

**尿色**。正常尿液的色泽，主要由尿色素所致，每日的排泄量大体是恒定的，所以尿色的深浅随尿量而改变。正常人的尿呈草黄色，异常的尿色可因食物、药物、色素、血液等因素不同而变化。

**透明度**。正常新鲜的尿液，除女性的尿可见稍混浊外，多数都是清晰透明的。如果放置时间过久就会出现轻度的混浊，这是因为尿液的酸

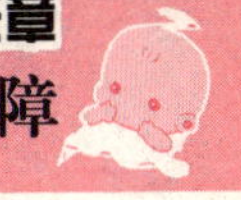

碱度随着时间的变化，尿内的黏液蛋白、核蛋白等逐渐析出而导致的。

**酸碱度**。正常的尿的酸碱度为弱酸性，也可能显示中性或弱碱性，尿的酸碱度在很大程度上取决于饮食的种类、服用的药物以及疾病类型。

**尿细胞**。在尿检中有重要意义的细胞为红细胞、白细胞及小圆上皮细胞。正常人的尿中有微量的红细胞，如果尿中出现过多的红细胞，就可能是肾脏出血、尿路出血、肾充血等原因所致。另外，剧烈运动及血液循环障碍等情况，也会导致肾小球通透性增加，而在尿中出现蛋白质和红细胞。

正常人的尿中还会有少数的白细胞存在。当尿中含有大量的白细胞时，表示泌尿系统有化脓性的病变，如肾盂肾炎、膀胱炎及尿道炎等。检查尿白蛋白排出量对于患者是否有糖尿病合并肾病有重要意义。

**管型**。正常的尿液中仅含有极微量的白蛋白，没有管型，或偶见少数透明管型。若尿中出现 1 个管型，可以反映至少 1 个肾单位的情况，是肾脏疾病的一个信号，对诊断具有重要意义。

**蛋白质**。正常人每日排出的蛋白质量为40～80 毫克，最多为100～150 毫克，常规定性检测为阴性。当出现肾小球肾炎、肾盂肾炎、急性肾功能衰竭、高血压肾病、糖尿病肾病、妊娠中毒症、狼疮性肾炎、放射性肾炎及肾内其他炎症病变、中毒、肿瘤等时，就会发现病理性蛋白尿。

**尿比重**。成人尿液的比重为 1.015～1.025，婴幼儿的尿比重偏低，尿比重受年龄、饮水量和出汗的影响。尿比重的高低，主要取决于肾脏的浓缩功能，故测定尿比重可作为肾功能试验之一。

## 孕前肝功能检查不可少

肝功能检查是通过各种生化试验方法检测与肝脏功能代谢有关的各项指标，以反映肝脏功能的基本状况。由于肝脏功能多样，反映肝功能的试验已达700余种，新的试验还在不断地发展和建立，主要包括四大类。结合患者的病史和症状选择一组或其中几项检查，有助于肝功能的诊断及评价。

进行肝功能检查前，应禁止剧烈的活动，并在前一天晚上9点以后不再进食，而且检查当天也不能吃早餐，要进行空腹抽血检查。这是因为，肝功能检查项目多与饮食有一定关系，如果进食，会使检查数据出现偏差，影响检查结果。空腹的时间最好在8个小时以上。

如果检查结果显示肝功能异常，那么年轻夫妇就要考虑暂时中止怀孕计划了。专业医生指出，肝功能异常期间，最好不要怀孕。这是因为，如果女性朋友在肝功能还未恢复正常期间怀孕，孕后肝脏的负担会进一步加重，使肝功能异常的幅度大大增加，不利于母子健康。所以，医生建议，肝功能异常的患者，应积极治疗疾病，待肝功能恢复正常后再怀孕。

反映肝细胞损伤的试验，包括血清酶类及血清铁等。其中以血清酶检测常用，如丙氨酸氨基转移酶、天冬氨酸氨基转移酶、碱性磷酸酶、γ-谷氨酰转肽酶等。临床表明，各种酶试验中，以丙氨酸氨基转移酶、天冬氨酸氨基转移酶能敏感地提示肝细胞损伤及其损伤程度，反应急性肝细胞损伤以丙氨酸氨基转移酶最敏感，反映其损伤程度则天冬氨酸氨基转移酶较敏感。在急性肝炎恢复期，虽然丙氨酸氨基转移酶正常而

γ-谷氨酰转肽酶持续升高，提示肝炎慢性化。慢性肝炎γ-谷氨酰转肽酶持续不降常提示病变活动。

反映肝脏排泄功能的试验。包括检测肝脏对某些内源性（胆红素、胆汁酸等）或外源性（染料、药物等）高摄取物排泄清除能力等。临床的检测胆红素定量时常用，如果患者总胆红素过高，则可能患有黄疸病，如果胆红素进行性上升并伴丙氨酸氨基转移酶下降，叫做酶胆分离，提示病情加重，有转为重症肝炎的可能。

反映肝脏贮备功能的试验。血浆的蛋白和凝血酶原时间（PT）是通过检测肝脏合成功能以反映其贮备能力的常规试验。血浆蛋白下降提示蛋白合成能力减弱，PT延长提示各种凝血因子的合成能力降低。

反映肝脏间质变化的试验。血清蛋白电泳已基本取代了絮浊反应，γ-球蛋白增高的程度可评价慢性肝病的演变和预后，提示枯否细胞功能减退，不能清除血循环中内源性或肠源性抗原物质。此外，透明质酸、板层素、Ⅲ型前胶原肽和Ⅳ型胶原的血清含量，可反映肝脏内皮细胞、贮脂细胞和成纤维细胞的变化，与肝纤维化和肝硬化密切相关。

肝功能试验方法很多，也说明了某些试验方法的特异性不强。临床上分析肝功能检查结果时，要评价肝功能是否正常，需要考虑以下几个问题。

肝脏储备能力很大，具有很强的再生和代偿能力，因此肝功能检查正常，不等于细胞没有受损。反之，当肝功能检查异常时，必然反映肝脏有广泛的病变。

目前还没有一种试验能反映肝功能的全貌，因此在某些肝功能受损害时，对其敏感的某个肝功能检查首先表现出异常，而其他肝功能试验可能正常，临床上常同时做几项肝功能检查。

某些肝功能试验并非肝脏所特有。如氨基转移酶、乳酸脱氢酶在心脏和骨骼肌病变时，亦可以发生变化。所以在判定肝功能试验结果时，要注意排除肝外疾病或其他因素。

需要注意的是，做肝功能检查必须在空腹时抽血检查。空腹时间一般为8～12小时，对于初次检查肝功能者，更是如此。此外，抽血检查前一天最好禁酒，因为肝功能检查的多项内容测定值和最近的饮食有一定关系，如饮酒能使某些血清酶的指标升高，进食油腻食物后会使血脂增高。

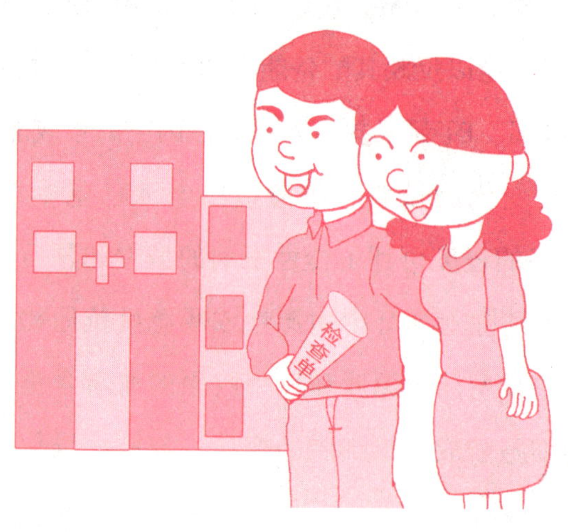


## 肾功能检查，必不可少

肾功能的检查主要用于急慢性肾炎、肾病、尿毒症、肾衰竭等疾病的检查。如果肾功能不全，或者患有肾病，则对怀孕十分不利。因为怀孕会加重肾脏负担，不仅会使母体的肾功能加剧恶化，还会影响胎儿的发育，造成流产等。人体肾脏有强大的贮备能力，在疾病早期时往往没有或极少出现征兆，诊断很大程度依赖于实验室检查。

**尿素氮**。可作为肾功能损害程度及疗效观察的指标。它的参考值

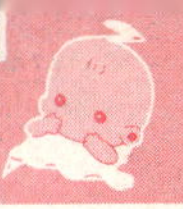

是：二乙酰乙肟显色法 2.86～7.14 毫摩/升；脲酶钠试剂显色法 3.2～6.1 毫摩/升。

**血肌酐**。是衡量肾功能的重要指标，如果血中肌酐含量增高，常提示肾小球滤过功能受损。它的参考值是：成年男性 79.6～132.6 微摩/升；成年女性 70.7～106.9 微摩/升。

**血尿素**。血液中尿素的含量是肾功能变化的一项重要指标。它的参考值是：2.5～7.1 毫摩/升。

**血尿酸**。肾病变早期，血中尿酸可先升高，有助于早期诊断。它的参考值是：成年男性 0.24～0.42 毫摩/升，成年女性0.09～0.36 毫摩/升。

**尿蛋白**。尿蛋白持续阳性，往往代表肾脏发生病变。它的参考值是：定性阴性。

**尿素氮/肌酐比值**。尿素氮和肌酐是衡量肾功能的两个重要指标，可反映体内蛋白质的代谢和肾脏的排泄功能。它的参考值是：12∶1～20∶1。

## 内分泌功能正常才能生育健康后代

内分泌激素主要是指黄体生成素、促卵泡激素、催乳素、黄体脂酮素、雌激素、睾酮这几项，它们的变化影响着男性或女性的生理状态。例如，由它们引起的内分泌失调会使女性出现脸上长斑、白带异常、月经不调等症状。而男性体内这几种激素的分泌紊乱会使生殖器官出现一些功能性失调，甚至导致不育等疾病发生。可见，在计划怀孕时，需要通过血液检查，看内分泌激素是否处在正常的水平上，有问题及时就医，确保以健康的状态来孕育下一代。

在女性体内，性激素水平与丘脑、垂体和卵巢的关系十分密切。丘脑是“最高司令部”，它释放一定量的激素，对垂体发出指令，垂体也会发出促卵泡激素和黄体生成素的信号，调节卵巢等下级腺体。

在女性内分泌检查单中，可以看到黄体生成素、促卵泡素、催乳素、黄体脂酮素、雌激素、睾酮这几项指标。黄体生成素和促卵泡素主要是促进卵泡发育和排卵，检测值过高，可能会停经或导致不孕；催乳素过高，可能是脑垂体肿瘤或甲状腺功能低下；黄体脂酮素过低，则表明垂体和卵巢功能低下，可能为无排卵或月经不调，或者先兆流产；卵巢瘤或妊娠都可能表现雌激素水平过高，如果偏低，则可能是性腺发育不良或卵巢衰竭等其他原因引起；睾酮过高，可能为多囊卵巢综合征或染色体异常等。

在男性体内，性激素水平与丘脑、垂体和睾丸的关系十分密切。通过抽取血液，检查男性体内的性激素水平能判定其生育能力的高低，以及是否患有疾病。

需要注意的是，人体内的血激素水平有昼夜、生理周期的正常波动，如黄体生成素每1.5～2小时就有一次脉冲波动，故一次测定仅供参考，数次测定才能得出可靠的基础值。

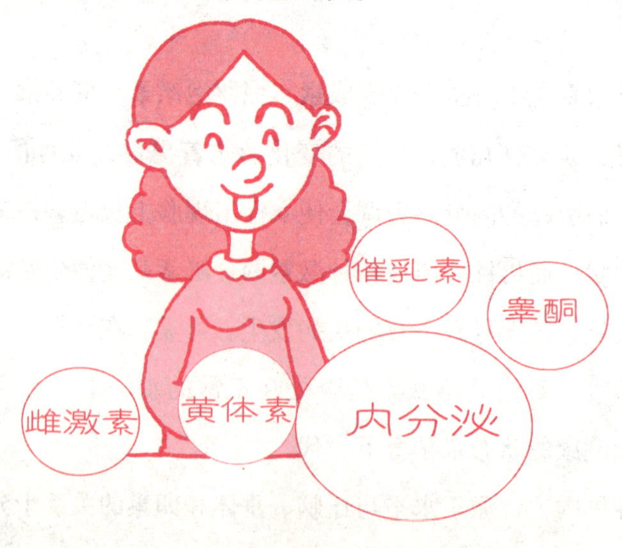

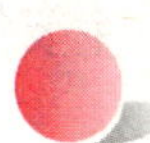

## 孕前口腔检查很重要

年轻夫妇在准备怀孕前，都会去医院进行健康检查，但在众多的检查项目中，他们往往容易忽略有关口腔的检查。而事实上，孕前的口腔检查是很重要的。

相关医学报告曾指出，患有口腔疾病的女性若是在怀孕前没有将口腔疾病治好，那么在怀孕后，该孕妇发生流产、早产及难产的概率将会比口腔健康的孕妇高出7倍左右。这个数据令人震惊，但却是事实。由此可知，孕前的口腔检查是十分有必要进行的。

孕前口腔检查主要对牙龈炎、牙周炎、龋病（龋齿）、阻生智齿和口腔卫生等这几个方面的内容进行严格细致的检查。

### 一般检查法

**问诊**。通过问诊可了解疾病发生的原因、时间和部位，还可了解疾病的发展和治疗经过。问诊用语应通俗易懂，简明扼要，切忌暗示患者。

**视诊**。用视觉对患者进行系统的诊查为视诊。视诊应按一定程序进行，先检查主诉部位，再全面检查其他部位。观察患者面部是否左右对称，有无畸形、肿胀、包块、发红、窦道、瘢痕等。着重视查牙的色泽、排列、数目、形态及有无龋齿等。观察牙龈的颜色、形态和质地有无改变。按顺序全面检查口腔黏膜，观察有无色泽改变，上皮覆盖是否完整，有无溃疡、糜烂、疱疹、瘢痕、肿物，有无特殊的斑纹状损害。注意观察舌苔、舌表面及舌乳头有无改变，舌体有无畸形及其运动功能和感觉功能是否正常。

**探诊**。利用探查器械进行检查和协助诊断的方法叫探诊，主要用于探查龋齿、牙周袋、窦道等病变的部位、范围和反应情况。

**触诊**。利用医生手指的触觉和患者对触压的反应进行诊断。触诊动作要轻柔，口内触诊应戴指套。

**牙松动度检查法**。用镊子夹持前牙切缘或用闭合的镊尖抵住后牙面窝沟，以轻摇的方式进行检查。松动幅度在1毫米以内者为Ⅰ度松动；1~2毫米者为Ⅱ度松动；大于2毫米者为Ⅲ度松动。此外，还可以牙冠松动方向为计算标准，即颊舌向松动者为Ⅰ度；颊舌向松动伴有近远中向松动者为Ⅱ度；颊舌向伴有近远中向和垂直方向松动者为Ⅲ度。

**叩诊**。用镊子或口镜柄端叩击牙冠，根据患者的感觉来判断根尖组织和牙周膜的反应。垂直叩诊检查根尖周组织的炎症，侧向叩诊检查牙周膜某一侧的炎症反应。叩诊时，先叩正常牙，后叩患牙；先轻叩，如无反应再逐渐加力。叩诊结果记录，分别用叩痛-、±、+、++、+++，表示有无叩痛或叩痛的轻重程度。

**咬诊**。用于检查单个牙或一组牙有无早接触和咬合创伤。空咬法可了解有无咬合痛及松动度；咬实物法感疼痛者，表明牙周组织有病变，或该牙有牙隐裂；咬合纸法可凭牙面所染色迹确定早接触的具体部位。

### 特殊检查法

**牙髓活力测验**。正常牙髓对温度和电流刺激有一定的耐受量，当牙髓有病变时，刺激阈发生改变，此时牙髓对外界刺激可产生不同程度的感觉反应。

冷热诊反应正常，表示正常牙；冷热诊激发痛，多为牙髓充血或深龋；冷热诊剧痛，多为急性牙髓炎；冷热诊迟钝，多为慢性牙髓炎；冷热诊无反应，多为牙髓坏死。

电活力测验反应正常，表示牙髓正常；电活力测验反应敏感，可能为牙本质暴露、牙髓充血、牙髓炎症等；电活力测验反应迟钝，可能为慢性牙髓炎、牙髓变性等；电活力测验无反应，表示牙髓坏死。

**X线拍片检查**。帮助发现病变和确定其部位及范围，以及了解患牙髓腔和根管的情况，确定髓室壁或根管壁是否穿通，根管内器械折断的位置。还可用于检查根管充填效果及根尖周病和牙周病变的恢复情况等。

**实验室检查**。包括血液检查、细菌涂片及培养、肿瘤脱落细胞检查和组织病理学检查等。对一般门诊患者，可根据病情选择有关项目进行检查，协助诊断和治疗。

一般来说，常见的口腔问题有以下几种：

**龋齿**。龋齿就是我们平时所说的“蛀牙”。如果年轻妈妈孕前患有龋齿，则其怀孕后往往会加重蛀牙的发展，还可能会经常因为龋齿的原因而剧痛难忍，日夜难安。并且有调查显示，母亲患有龋齿，下一代患龋齿的可能性也会大大增加。

**牙周病**。如果年轻女性孕前患有牙周病，那么怀孕后，牙周病的病情会越来越严重，将会影响到胎儿的生长发育，很容易发生早产及新生儿低体重的情况。所以，孕前女性朋友应该治好牙周病再怀孕。

**阻生智齿**。阻生智齿是指口腔中最后一只磨牙（俗称“后槽牙”）。如果阻生智齿在孕前不能完全萌出，部分牙体会被牙龈所覆盖，很容易使牙菌斑堆积，使阻生智齿周围的牙龈发炎肿胀，使女性朋友腮部肿胀，张口困难，甚至无法进食。假如炎症控制不及时，还会出现海绵窦静脉炎，严重时还会威胁到女性朋友的生命安全。因此，孕前进行口腔检查时，如果发现有阻生智齿，一定要尽早拔除，以免孕后发生意外。

## 别让妇科疾病影响怀孕计划

妇科疾病是已婚妇女的常见病，对于准备怀孕的年轻女性来说，如果孕前患有妇科疾病，最好还是治好再怀孕。因为有些妇科疾病不仅会使女性朋友身心受到煎熬，还必须要服用药物进行治疗。如果还没有治好妇科疾病就怀孕，那么孕后的疾病治疗将会有一定的难度。用药，怕伤到胎儿；不用药，自己又难受。因此，女性朋友在孕前应认真检查身体，及早治疗妇科疾病。

一般来说，妇科疾病可以从白带的分泌情况来进行自我检测。

白带是指从输卵管、子宫、宫颈及阴道等处所排出及渗出液体的总称，主要成分是阴道上皮、子宫内膜、子宫颈腺体、输卵管内膜上皮等处的分泌物，以及少量白细胞和微生物等。白带是许多妇科疾病的信号，白带异常，通常是生殖道炎症的表现。

下面是几种常见的白带疾病症状。

**白色或灰黄色泡沫状白带：**为滴虫阴道炎的特征，可能会伴有外阴痛痒。

**凝乳状或豆腐渣样白带：**假丝酵母菌（念珠菌）阴道炎的特征，常伴有严重外阴痛痒或灼痛。

**灰色均质鱼腥味白带：**尤其性爱后味道更甚，常见于细菌性阴道炎。

**脓样白带：**色黄或黄绿，黏稠，多有臭味，滴虫或淋菌等细菌所致的急性阴道炎、宫颈炎、宫颈管炎均可引起。宫腔积脓、宫颈癌、阴道癌或阴道内异物残留亦可导致脓样白带。

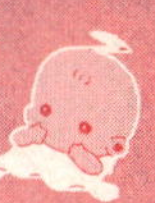

**无色透明黏性白带**：呈蛋清样，性状与排卵期宫颈腺体分泌的黏液相似，但分泌量较平时显著增多，一般应考虑慢性宫颈内膜炎、卵巢功能失调、阴道腺病或宫颈高分化腺癌等疾病的可能。

**血性白带**：白带中混有血液，应考虑宫颈癌、子宫内膜癌、宫颈息肉或黏膜下肌瘤等。安放宫内节育环亦可引起血性白带。

**水样白带**：持续流出淘米水样白带，如果还伴有奇臭，一般为晚期宫颈癌、阴道癌或黏膜下肌瘤伴感染。阵发性排出黄色或红色水样白带，应注意输卵管癌的可能。

妇科专家介绍说，对白带异常不可掉以轻心，如果治疗不及时，不根治，很可能会发生严重的后遗症，如盆腔炎、子宫内膜炎等，严重的还会出现阴道癌、子宫癌、宫颈癌等。

目前，通常通过白带常规检查发现具体的生殖器官的炎症。白带常规检查一般有这些项目：pH 值、阴道清洁度、真菌与滴虫、胺试验、线索细胞。

**pH 值**。化验时常用 pH 值来表示酸碱度，正常时 pH 为 4.5，患有滴虫性或细菌性阴道炎时白带的 pH 值上升，可大于 5～6。pH 值过高或过低都是阴道菌群紊乱的表现，虽然不影响受孕，但最好还是待 pH 值恢复正常再怀孕。

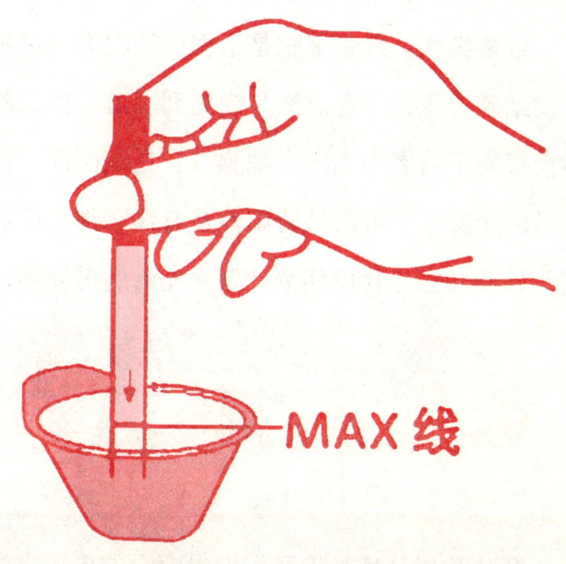

**阴道清洁度可分为4级。**Ⅰ度：显微镜下见到大量阴道上皮细胞和大量阴道杆菌。Ⅱ度：镜下见有阴道上皮细胞，少量白细胞，有部分阴道杆菌，可有少许杂菌或脓细胞。Ⅲ度：镜下见有少量阴道杆菌，有大量脓细胞与杂菌。Ⅳ度：镜下未见到阴道杆菌，除少量上皮细胞外主要是脓细胞与杂菌。其中，Ⅰ～Ⅱ度属正常，Ⅲ～Ⅳ度为异常白带，表示阴道炎症。如果炎症严重，需要进行药物治疗，则应治好炎症再怀孕。

**真菌与滴虫。**白带经过处理后在显微镜下可以根据其形态发现有无滴虫或真菌，如存在滴虫或真菌不论其数量多寡均用“+”来表示，“+”这一符号只说明女性感染了滴虫或真菌，并不说明其感染的严重程度。如果检查结果显示有感染，则应进一步进行详细检查，感染程度较严重时，应暂停怀孕计划。

**胺试验。**患细菌性阴道病的白带可发出鱼腥味，它是由存在于白带中的胺通过氢氧化钾碱化后挥发出来所致。若胺试验检测结果显示患有细菌性阴道病，则应及早治疗，最好治好后再怀孕。

**线索细胞。**线索细胞是指细菌性阴道炎患者有许多杆菌凝聚在阴道上皮细胞边缘，在悬滴涂片中见到阴道上皮细胞边缘呈颗粒状或点画状致使模糊不清者即为线索细胞，它是细菌性阴道病的最敏感最特异的体征，临床医生根据胺试验阳性及有线索细胞即可做出细菌性阴道病的诊断。诊断后，应暂停怀孕计划，先治病再怀孕，以免发生意外。

## 精液常规分析，让生命的种子更强壮

精液常规分析是检测男性生育力的传统方法，其主要检测内容包括精子密度、活率与活力、形态学的检查等。它可提供睾丸精子发生及附

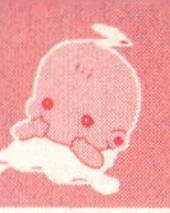

睾精子成熟情况。

精液是一种有一定黏稠度的半流动状液体。正常人刚射出的精液有强烈刺激的气味，为石榴花的腥味。下面是关于精液常规分析中的几个常用的检查内容。

**精液量**。正常≥2毫升或更多，小于2毫升为精液量过少，但通常以1毫升以下为过少。必须注意的是，对于精液量少于正常的男性，必须先排除精液收集不完全。精液量减少不利于精子通过阴道、宫颈管进入子宫和输卵管，影响受孕。常见于附属性腺（精囊腺、前列腺、尿道球腺）炎症、精囊缺如或发育不良、睾酮水平低下、射精管梗阻、逆行射精等。

**颜色**。正常是乳白色或略带黄色，黄绿色提示生殖道或附属性腺存在炎症；粉色、红色及暗红色并含有大量红细胞者为血精，常见于附属性腺及后尿道的炎症，偶可见于泌尿系结核或肿瘤侵犯附属性腺。如有黄疸或服用某些维生素类药物，精液可呈黄色，若长期未排精的，精液也呈淡黄色。

**酸碱度**。精液正常的pH值为7.2或更高，呈弱碱性，有利于精液射入阴道后中和阴道分泌物中的有机酸，是维持精子功能的重要外部环境。pH值小于7.2，常见于射精管梗阻、精囊缺如或发育不良、受尿液污染。pH值大于8，常见前列腺炎、精囊炎或急性附睾炎，如标本放置过久pH值也会偏高。

**液化时间**。正常精液射出后，在精囊凝固酶的作用下为胶冻状，经15～30分钟在前列腺液化酶的作用下变为液体，此为精液液化。射出精液60分钟后，精液仍不液化属于异常。出现液化时间延长、不完全液化或不液化，常见的原因有前列腺炎、精囊炎、非淋菌性尿道炎（NGU）、前列腺分泌功能低下等，其可影响精子前向运动及精卵结合。

**黏稠度**。将玻璃棒接触已经液化的精液，轻轻提棒，可形成精液丝，正常时其长度小于2毫米。若大于2毫米为异常，其可以影响精子前向运动，常见的原因有精液不液化、MAR阳性（抗精子抗体）等。

**精子计数**。一般以每毫升精液中的精子数表示。正常精子密度≥20×$10^6$/毫升，同时也要综合精子总数评价精子的数量才够全面，总数一次射精大于45×$10^6$/毫升。其异常常见于各种原因导致的睾丸生精功能下降、精索静脉曲张、有害金属和放射性损害等。精子数量减少，可因精子进入子宫腔及输卵管的机会减少而致生育力低下或不育。如精子计数大于250×$10^6$/毫升为精子过多，因其活动力受影响也可能导致不育。精液中无精子为无精子症，应离心确定在沉渣中无精子，倾去精浆后将沉渣重新悬浮，经系统和彻底检查后发现无精子，才能做出无精子的诊断。

**精子形态**。形态异常分为头部、颈部及尾部畸形。因各个实验室使用的方法不同，一般生殖中心，根据WHO第4版标准，采用改良巴氏染色法其正常形态的精子≥15%为正常，低于此值为畸形精子症，再结合活动力和存活率，评价精子在体内及体外的受精能力。

**活动力**。精子活动力是指精子运动能力，是与生育力关系最为密切相关的指标。WHO将其分为4级。A级：快速前向运动；B级：慢或呆滞的前向运动；C级：非前向运动；D级：不动。活动率为A+B+C级精子百分率总和。正常生育男性A级≥25%或者（A+B）≥50%，若小于此值，为弱精子症，精子受精的概率降低。

**存活率**。精子存活率用活精子所占检测精子总数的百分比来表示。采用伊红染色法进行判定，活精子不着色，死精子染为红色。有生育能力男性伊红染色法的精子存活率应≥50%。导致精子活动力及存活率降低的常见原因有附属性腺炎症、精索静脉曲张、慢性呼吸道感染引起的

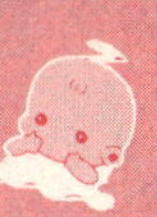

纤毛呆滞综合征、精液中存在抗精子抗体或标本贮存不当等。

**白细胞**。正常精液中白细胞 $<1\times10^9$/毫升，白细胞 $>1\times10^9$/毫升为白细胞精子症，白细胞增多表明生殖道或附属性腺存在感染。常规精液检查中的圆细胞不一定是白细胞，白细胞检测要经过特殊染色才可以确定。

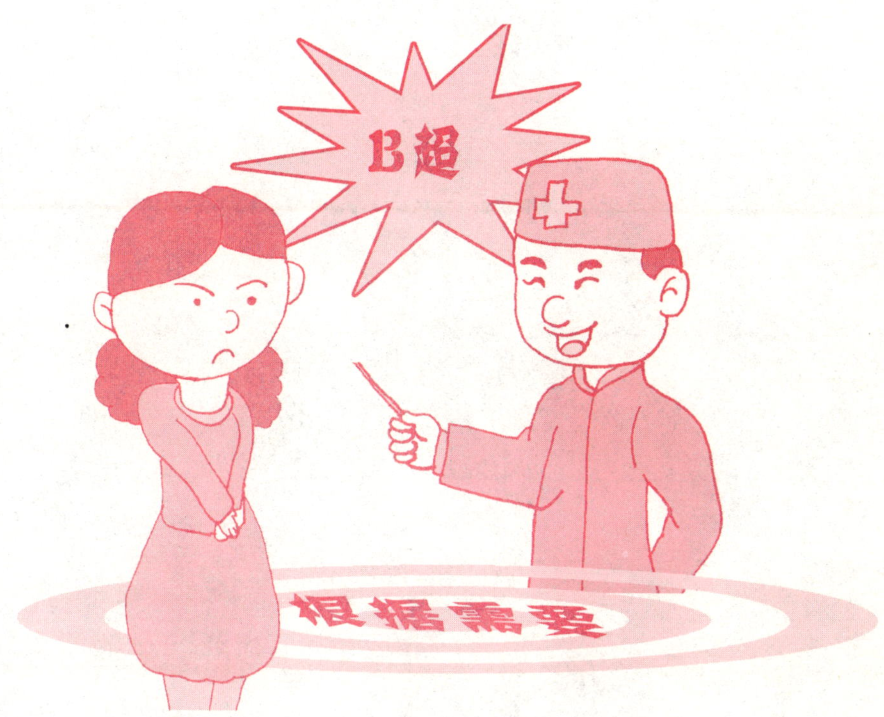

# 第四章

# 怀孕受到阻碍怎么办

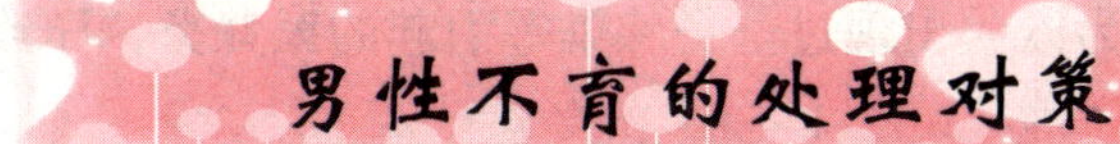

# 男性不育的处理对策

## 男性为什么会出现不育症

据世界卫生组织报道，21 世纪威胁男性健康的三大疾病，除心脑血管疾病和癌症之外，第三大杀手就是男性泌尿系统疾病。男科疾病正以每年 3% 的速度递增。同样，因男科疾病而导致的男性不育也在逐渐增多中。

小夫妻结婚后，经过两年或两年以上的时间，因为丈夫的原因导致妻子仍没有怀孕的，就属于男性不育了。男性的生殖生理活动主要包括精子发生、成熟、精液形成排精和精卵会合受精等一系列过程。任何因素干扰了上述过程的任何一个环节，都可影响生育能力而造成男性不育。在不孕不育症患者中，男性因素引起的约占 20. 6% 。

男性不育病症比较复杂，形成的原因有许多，从临床上分析，主要有以下几类男性不育症。

**睾丸损伤所致不育。**主要有睾丸损伤、切除，以及精索扭转所致的不育。前者有明显的外伤史，睾丸受伤后疼痛、肿大、阴囊血肿，或者由于外伤被手术切除阴囊，以致影响生育能力。后者是由于严重的鞘膜积液和精索静脉曲张引起的睾丸病理改变，导致睾丸产生精子受影响。

**睾丸炎症导致不育。**睾丸发炎后，使睾丸及附属组织不能重新恢复或再生，而出现萎缩。有的患者是在小时候感染了流行性腮腺炎病毒引起的，也有的是因为以前出现过全身感染等引起的睾丸炎，导致的睾丸损伤。

**输精道梗阻形成不育。**有的患者是先天性精道畸形，例如附睾发育不全、附睾丸不连接、输精管闭塞等，但是患者的体型、性征和性生活都很正常。这样的患者进行精液检查就能发现问题精液量少，或者无精子。

**生殖道感染导致不育。**有的患者是因为生殖道感染，而使组织炎性增生，造成输精管壁增厚，管腔纤维化狭窄，使精子不能输出。炎性反应又使精子活力降低或丧失，精浆成分改变，影响精子质量。主要包括附睾炎、精囊炎及前列腺炎等。

**性功能障碍导致不育。**性功能障碍主要包括阳痿、早泄、逆行性射精或不射精，进而导致患者不能进行正常的性生活，致使精子不能进入女性生殖器官形成不孕不育。

**呼吸道疾病导致的不育。**男性鞭毛异常症，这些患者在幼年时有慢性咳嗽、多痰、咯血、反复发热等症状，儿童期和青春期有慢性呼吸道疾病，导致成年后的不育。这种不育主要是由于精子尾部纤毛运动失常导致，电镜下可见精子尾部纤毛结构异常。这种患者中，约有 50% 的人伴有内脏移位。一般在近亲婚姻生子中的发生率最高，被认为是一种常染色体隐性遗传病。

**先天性睾丸畸形和发育不良所致不育。**主要有隐睾症、先天性两性畸形和无睾症 3 种。

在以上七类男性不育症中，后两种不育症占极少数，下面主要讲述前四种不育症及治疗方法。

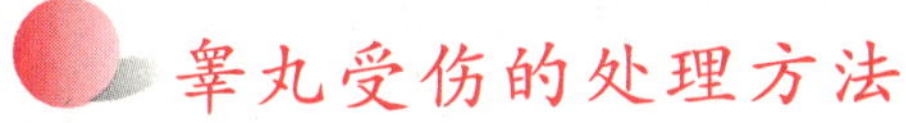

## 睾丸受伤的处理方法

大家都知道，男性身上最容易受伤的地方就是他的睾丸，一旦受到伤害就会疼痛不已，重则影响生育，更严重的会危及生命。睾丸受伤后，会出现疼痛肿大、阴囊血肿的情况，还有的是因外伤等原因被手术切除阴囊。此外，还有一种精索扭转的情况，就是严重的鞘膜积液和精索静脉曲张，引起睾丸的病理改变，导致不育。不过，幸运的是睾丸损伤多为单侧受伤，双侧同时受伤的情况非常少。一旦发生睾丸受损的情况，应尽快就医，以免延误病情；如没有及时治疗，还会引起尿道炎、前列腺炎、睾丸炎等疾病。

睾丸损伤的治疗分为一般治疗和手术治疗。对于损伤不严重的患者大都采用纠正休克、镇静止痛、应用抗生素预防感染的一般治疗方法。

对于一些睾丸损伤严重的患者，在无法修补时，就要进行睾丸切除术了，但尽量保留一部分白膜，这样还能保留部分内分泌功能。然后，让患者静卧，用绷带将阴囊托起，局部冷敷，2～3 天以后改用热敷，以促进血肿的吸收。

在用药上，当患者的阴囊血肿较大时，可用大黄粉或大七厘散，用醋调均外敷，同时内服跌打丸、云南白药均可。当血肿较大，而积液又较多时，由医生进行穿刺抽液，以加速血肿的吸收。若血肿激化，出现硬块时，可用中药威灵仙 15 克，红花 11 克，赤芍 10 克，络石藤 10 克，甘草 10 克，葱须 10 克，水煎加酒外洗。内服大活络丹每天 2 片。当出现感染症状，并有发热时，还应当使用抗生素。在治疗期间，患者应禁房事，不能按摩、热敷，更不能随便用药。如果有问题，应及时就医。

## 炎症，损害男性生育能力

一般来说，睾丸炎症通常是由细菌和病毒引起的。睾丸本身很少发生细菌性感染，是由于睾丸有丰富的血液和淋巴液供应，对细菌感染的抵抗力较强。任何化脓性败血症都会并发急性化脓性睾丸炎，甚至引起睾丸脓肿，致病菌多为大肠埃希菌、链球菌、葡萄球菌及绿脓杆菌。其实，化脓性睾丸炎最为常见的原因是由附睾炎蔓延而引发的感染。患者常常出现睾丸疼痛，并向腹股沟放射，有明显的下坠感觉，并伴有高热、恶心、呕吐、白细胞升高等，同时睾丸肿大、压痛非常明显，阴囊皮肤红肿。发现这种情况，需要及时到医院诊治。睾丸炎分为慢性和急性两种。

急性多见于中青年和儿童患者。常因泌尿系统感染和前列腺精囊炎等并发，以及前列腺切除而引起。发病急，全身症状明显，多高热、寒战，患侧阴囊疼痛、皮肤紧胀、红肿、胀大、尿急、尿频、压痛明显，可并发鞘膜积液。

慢性可由急性迁延而来，也可无急性期。因长期轻度感染而形成，临床表现为局部不适，附睾呈均匀轻度增大，发硬与皮肤不粘连，输精管正常或稍发硬。

只要发现本病后进行及时系统、有效的治疗，防止引发睾丸伤害，睾丸炎是可以治愈的。

一般的处理方法是在急性期时卧床休息，局部热敷及抬高阴囊等，

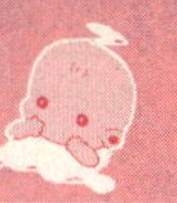

同时辅以抗生素。待炎症有所控制后，改用口服抗菌药物，例如先锋霉素、复方新诺明或氟嗪酸等。

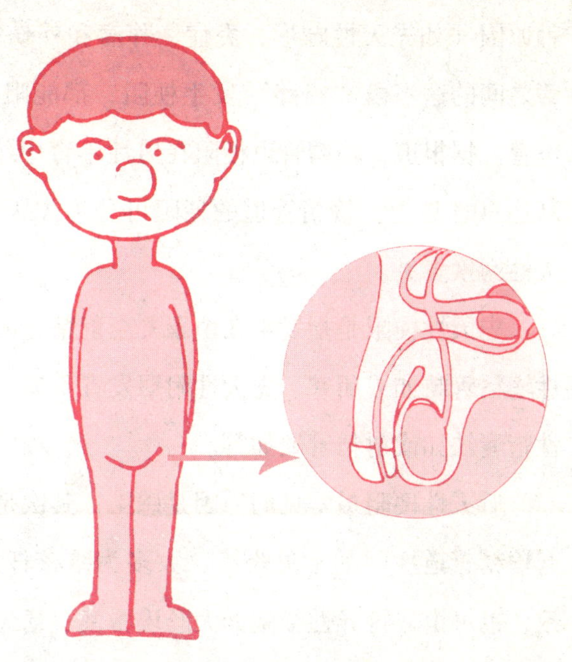

当治疗效果不明显时，还可采用中医辨证施治。中医治疗原则为清热解毒和清肝平火，药物有龙胆草、柴胡、黄柏、黄芩、车前子、泽泻等。如为病毒性睾丸炎，可用中药银花、连翘、板蓝根、玄参、蒲公英、青黛等；或用中药制剂板蓝根注射液，每次2毫升，每日1~2次，肌内注射。

同时，在治疗期间，患者还要多吃新鲜蔬菜与瓜果，增加维生素C的摄入，以提高机体抗炎能力；少吃猪蹄、鱼汤、羊肉等食物，以免引起发炎部位分泌物增加，炎症进一步浸润扩散和加重症状。

## 是什么让“生命的种子”无法输送

精子是男性的“生命的种子”，当这些“种子”运送不出去时，不育症的出现就是自然而然的了。精子通向外界的通道是由这些组成：精子由曲细精管通过附睾、输精管、精囊、射精管、尿道，随射精而排出。输精管不仅是精子的通路，还有使精子成熟并获得活力的功能。各种原因（如先天性畸形、炎症、肿瘤和外伤等）使从曲细精管到射精管之间的这一段“道路”发生梗阻，都能阻止精子的排出，从而造成不育。据报道，输精管道梗阻在男性不育中约占7.4%，而在无精症中高达40%以上。输精管道的梗阻可分为先天性和后天性因素，而以后天性因素多见。

先天性梗阻是指发生在由睾丸至射精管的任何部位，主要包括先天性输精管缺如或闭塞、先天性附睾发育不良、附睾与睾丸不连接、先天性精囊缺如或射精管缺如等。

后天性梗阻最常见的原因是感染，其次是损伤及肿瘤。附睾炎是引起输精管道梗阻的常见炎症，大多为结核杆菌、淋球菌及丝虫感染所致，也可由非特异性细菌如大肠埃希菌、葡萄球菌等感染引起。这些炎症破坏了附睾的黏膜下层之后，纤维结缔组织出现增生，使管腔狭窄或闭合，造成输精管道梗阻。因附睾炎多为逆行感染，常伴有输精管、精囊、前列腺等部位炎症，故输精管、射精管等常与附睾管同时发生梗阻。

治疗则以手术治疗为主，如输精管-附睾吻合术、输精管吻合术、人工精池术、射精管口尿道内切开术等。

在手术治疗的方式中，输精管吻合术有传统输精管吻合法和显微外科输精管吻合法两种。前者使用的已经不多，目前大多采用显微外科技术，这会大大提高手术的成功率，据国内外多个报道，其成功率均达90%以上，妊娠率达60%以上。输精管-附睾吻合术主要用于治疗附睾管梗阻引起的无精症。有些不育男子睾丸和附睾正常，但体检发现有输精管精囊缺如或伴有精囊部位梗阻，对于这些患者，可采用由硅胶制成的储精囊种植于皮下，将其连接于附睾管，然后穿刺储精囊内精液作为人工授精，这就是人工精池术。射精管口尿道内切开术，是指在内镜下，经尿道将射精管口切开，主要用于因射精管梗阻引起的不育症患者。

在进行手术治疗的同时，还要配合药物抗炎，改善生精功能，提高精液质量，抑制机体产生抗精子抗体等辅助治疗。对于手术治疗失败及不愿接受手术治疗的输精管道梗阻不育症患者还可行附睾、睾丸穿刺抽吸取精子进行精子显微注射，以恢复其生育能力。

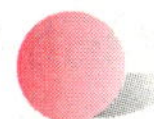

## 生殖道感染易使精子活力降低

有的男性因为各种原因出现生殖道感染，致使附近组织炎性增生，造成输精管壁增厚，管腔纤维化狭窄，使精子不能输出。而炎性反应又使精子活力降低，或丧失精浆成分，进一步影响精子的质量。这种不育症主要包括附睾炎、精囊炎及前列腺炎等。

附睾炎多见于中青年，可分为急性和慢性两种。急性附睾炎，起病急，附睾突然肿大，压痛明显，伴有畏寒发热、头痛、恶心呕吐。慢性附睾炎多由急性附睾炎转变而成，或起病时就为慢性感染。

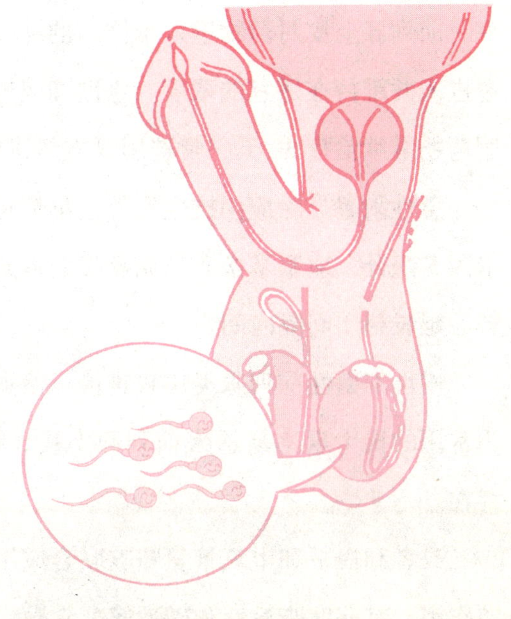

精囊炎主要表现为，做爱射精后有明显的下腹会阴部胀痛同时伴有血精或脓精，

直肠指检精囊有压痛及肿大。大多数为结核性，往往伴有结核性附睾炎及结核性前列腺炎。精液内果糖浓度或前列腺素减低，白细胞数增多。

长期慢性前列腺病变也会使精液正常成分及理化性质发生改变，影响精子活力和存活，使生育能力下降。主要表现有下腹、会阴部不适或酸胀痛，尿频尿痛，尿道灼热或有排尿不尽感。排尿末尿道常有黏性分泌物，直肠指检可发现前列腺有大小、质地的改变，并有压痛，检查前列腺液可帮助诊断。

在进行消除感染的治疗时，以无损伤性治疗为主，尽可能不用有损伤的疗法，如输精管内注射药物、尿道内药物灌注等，除非患者有较明显的症状，而药物口服等无效时才考虑应用，因为这些方法即使能消除感染，却有可能引起局部精道的炎性改变，仍不利于生育。

急性细菌性前列腺炎的治疗，一般在尿液或尿道分泌物细菌培养结果出来之前，先应用广谱抗生素。以后可根据培养和药敏试验选用抗生素。急性细菌性前列腺炎，应用消炎药物大都有效，因为前列腺急性炎症时前列腺上皮对药物进入腺体内的屏障作用消失，使得药物能顺利穿透进入并维持在适宜的浓度。急性细菌性前列腺炎病情好转后，可改口服药物继续治疗30天，常选用复方新诺明。

急性附睾炎除应用抗生素外，早期可进行精索封闭，用2%的利多卡因5毫升，地塞米松2毫克及庆大霉素8万单位，隔日封闭，病情好转后延长封闭间隔时间。

慢性细菌性前列腺炎比较难治，治愈后停药常会再次复发，这是因为常用的抗生素不易透入前列腺上皮，疗效差，前列腺内的细菌持续存在。

或者利福平和甲氧苄氨嘧啶联合应用，它具有抗革兰阳性及阴性菌的作用，有高度脂溶性和碱性解离常数。

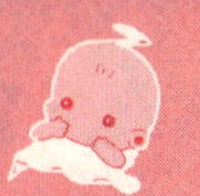

慢性非细菌性前列腺炎的治疗，除按细菌性前列腺炎的一般治疗外，还用一些针对沙眼衣原体和T支原体的抗生素，四环素和强力霉素均可。

中药治疗可用黄芪、山药、山茱萸、黄柏、牛膝、黄精、金樱子、补骨脂、覆盆子、生牡蛎（先煎）等遵医嘱煎服。

对患者除进行以上治疗外，还要告诫患者禁酒，禁用刺激性食物，保持大便通畅，合理安排性生活。前列腺按摩也是一种治疗前列腺炎的简便、有效的方法，每周1~2次，连续4~8次。为了避免炎症扩散，一般可在按摩后立即排尿，让积留在后尿道的炎性分泌物随尿液排出。

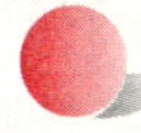

## 男性性功能障碍能怀孕吗

据调查，我国男性中约有18%的人有性功能障碍或心理障碍，10%的夫妇有不育不孕症，成年男性患者达6.5%，而且男性疾病正向低龄化发展。40岁以上的男性中有52%的人有勃起功能障碍，60岁以上的男性中有90%的人遇到前列腺疾病的困扰。更令人担忧的是，100个男科疾病患者中，有90个不愿就医。

男性的性功能障碍主要包括阳痿、早泄、逆行性射精或不射精，患者因不能进行正常的性生活使精子不能进入阴道而导致不育。

一般来说，像早泄、持久力不足等男性性功能障碍等问题，只要精子能顺利通过阴道，还是具有生育能力的，但像阳痿、勃起障碍、逆行性射精及不射精等问题，就会影响到生育问题。这时候，性功能障碍患者要克服心理上的压力，及时去医院进行治疗了。

一般来说，治疗性功能障碍的药物有以下几种：

### 激素类药物

也称雄激素替代疗法，主要用于内分泌性勃起功能障碍的治疗，包括原发和继发性性腺功能低下所引起的勃起功能障碍。

原发性性腺功能低下。主要是睾丸肿瘤、克氏综合征、外伤、手术等病变等导致的体内睾酮水平下降，这类患者采用外源性睾酮替代疗法效果最好。

继发性性腺功能低下。继发于下丘脑及垂体病变，由于缺乏促性腺激素造成性腺发育停滞，体内睾酮水平降低。经过药物治疗后，可出现睾丸增大、精子产生、性欲提高及勃起功能改善。

激素替代疗法主要采用针剂，但定期注射给患者造成一定的不便，而且在一个注射周期中随着药物的代谢患者可出现周期性情绪、性欲变化；口服药如甲基睾丸酮的肝脏毒性较大，目前较多使用的经淋巴吸收的安雄，因其不通过门脉系统，肝脏毒性小，效果尚可；也可使用外用贴片，一般应用2~3小时后即可出现体内睾酮水平迅速上升，但也有一些问题，如无法控制其激素释放量常可造成体内睾酮水平高于正常值5~6倍，每日都要粘贴而同房时需要摘下，以及出现皮疹、水疱等皮肤过敏现象。

激素替代疗法对性腺功能低下所造成的性功能障碍治疗有效，它可以改善勃起功能，根据患者需要可经外用、定期肌内注射、皮下埋植和口服。

### 口服药物

肾上腺受体拮抗剂。育亨宾是可逆性的 α 受体拮抗剂，自20世纪

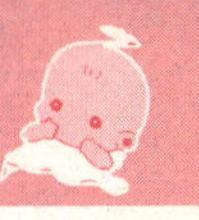

60年代广泛应用至今，是现有治疗性功能障碍药物中应用时间较长的口服药。其作用部位可能为阴茎海绵体及血管的平滑肌，使之松驰，但对器质性勃起功能障碍无效。不良反应主要包括心悸、尿频、恶心、一过性低血压、头痛等。

西地那非。西地那非是特异性的磷酸二酯酶抵制剂，可选择性地作用于阴茎海绵体，使其血管平滑肌舒张，血流量增加，海绵体充血，阴茎勃起。西地那非对心理性、器质性和混合性勃起功能障碍均有效，对性欲和性兴趣没有影响，仍需正常性刺激存在来启动性活动。主要有头痛、鼻塞、面部潮红等可耐受性不良反应。需要注意的是因心肌供血不足服用硝酸甘油者禁用，心功能差者应慎用。

## 外用药物

霜剂和膏剂是勃起功能障碍治疗中最古老的方法，作用机制主要是平滑肌松弛和血管扩张。一般好的霜剂和膏剂应具有以下特性：必须是脂溶性的；保证药物可以穿透皮肤进入血液并进入海绵体。

因效果不佳、不良反应存在，故使外用霜剂、膏剂和贴片剂未广泛应用。随着对阴茎勃起生理和药理学特性的深入了解，局部用药将进一步开发，使其更加有效。另外，不同作用机制药物的协同作用将使药物效果更好，不良反应更小。

另外，对男性性功能而言，心理调节是必不可少的。结婚之后的夫妻，随着时间的延长，有时会觉得夫妻生活有单调、沉闷之感，并逐渐产生出厌烦情绪。这时，夫妻双方应大胆尝试在不同的时间和不同的地点进行房事生活，以增强浪漫色彩。同时，夫妻双方要得到真正的性满足，就应经常交流各自在夫妻生活中的感受，促进相互间的理解，从而圆满地解决夫妻间不一致的问题，这样夫妻生活就能趋于完美。需要注意的是，夫妻双方应克服性焦虑和性失败，如果把夫妻生活看成是一种享受或是一种冒险，就很容易使配偶达到性高潮，同时也可以减少夫妻生活失败带来的焦虑。相信在夫妻双方的共同努力下，肯定会摆脱心理障碍，轻松享受美好的夫妻生活的。

老公我好像有了
是吗
都好几年了也没有怀上
去检查一下吧

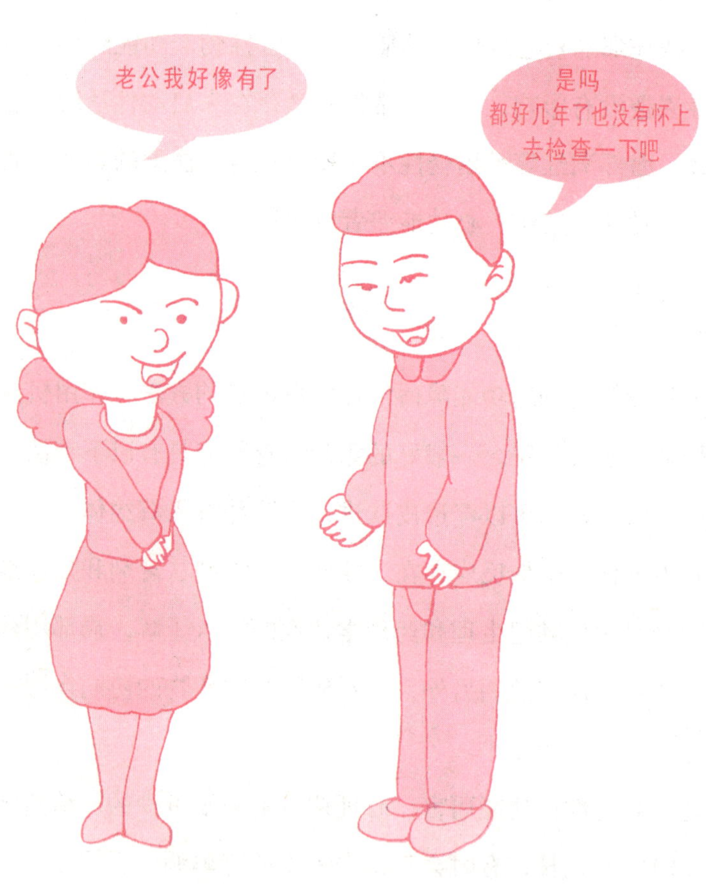

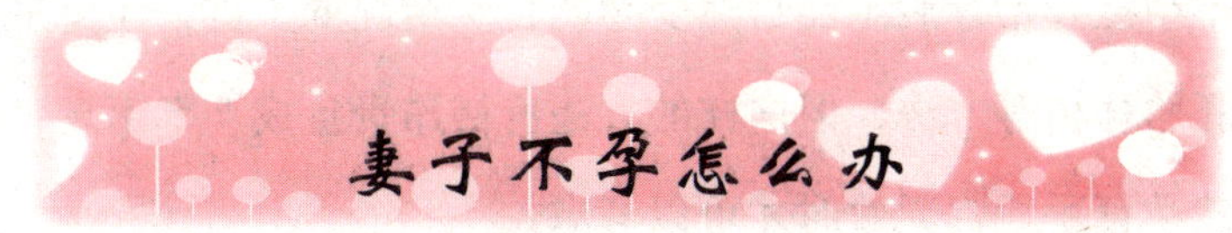

# 妻子不孕怎么办

## 不孕的真相

女性不孕是指在婚后，夫妻同居两年以上，有正常性生活又未避孕，而妻子未怀孕，或曾孕育过，又间隔两年以上而未再次怀孕的情况。

中医认为，女子不孕多由先天禀赋不足、房室不节、肾精不充，冲任脉虚，或肾阴不足，胞宫虚冷，或素体虚弱，阴血不足，胞脉失养；或情志不畅，肝气郁结，气血失和；或素体肥胖、恣食膏粱厚味，脾肾阳虚，蕴生痰湿，气机阻滞，冲任不通；或血瘀凝结，症瘕积聚，积于胞中等引起。

一旦出现上述不孕的征兆，小夫妻最好尽早就医，仔细检查，以确定是否真的患有不孕不育症。在检查中，医生会首先详细了解男女双方的病史（包括性生活史），并进行全身的体格检查。特殊检查有男方性功能检查，以及女方性功能检查。通过妇科检查了解妻子有无炎症及其他异常。妇科检查有卵巢功能检查（包括基础体温、雌激素水平、宫颈黏液结晶等）、输卵管通液或碘油造影、子宫内膜活组织检查，必要时可行腹腔镜及宫腔镜检查、染色体核型分析等。如不孕的病因是有妇科疾病，则会尽早针对病因治疗，如抗感染、内分泌治疗等。对于原因不明的不孕症及治疗后不能自然受孕的特殊情况的人群，还可采用人工授精、胚胎移植等方法，但这样的方法价格昂贵且成功率不高，仅作为各种自然孕育手段都无效时才可以考虑。

对于不孕症，西医则认为，女性不孕还包括有过妊娠但流产、早产或死产的情况。不孕又分为原发性不孕和继发性不孕 2 种。女性不孕按照病因可分为卵巢性不孕、阴道性不孕、宫颈性不孕、子宫性不孕、输卵管性不孕、染色体性不孕、免疫性不孕和其他因素（如年龄、烟酒、麻醉物、精神药物、环境因素等）导致的不孕。

这其中，以卵巢性不孕、子宫性不孕、输卵管性不孕三种最为常见，其他几种不孕较少出现。

## 卵巢受损易致不孕

卵巢性不孕即不孕妇女出现排卵缺陷，这种缺陷主要表现在月经紊乱、不排卵或黄体功能不全未破裂卵泡黄素化综合征等。

黄体期缺陷是妇女不孕的重要原因，排卵后期由于卵巢功能异常，孕激素分泌功能不全孕激素量不足，使内膜发育不全导致孕卵正常着床受阻。黄体期缺陷主要有 3 种类型。

**黄体功能不全。**使孕酮分泌量低于正常但排卵后期持续天数正常。主要是因为促卵泡生长素浓度不足所形成的黄体中黄体化颗粒细胞层缺少，或促黄体生成素峰值低下，黄体中颗粒细胞数量及发育均良好，但黄体化不足。

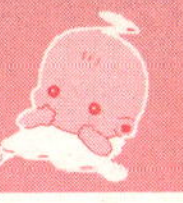

**黄体期缩短**。黄体期≤8 天，早卵泡期及黄体晚期浓度低于正常，卵泡成熟有缺陷，月经中期雌二醇峰低，黄体期孕酮分泌减少及缺乏预期的雌二醇上升。

**无黄体期**。无黄体期是一种严重的黄体期缺陷类型。其月经周期正常但无明显的黄体功能。月经中期孕酮值升高，但在周期后期未见孕酮值升高。月经前子宫内膜活检无明显分泌期改变，常被诊断为无排卵性月经周期，但事实上曾排卵。子宫内膜活检是诊断黄体期缺陷较准确和简单经济的方法。必须尽可能刮取接近月经期内膜，才能获得反映整个黄体期功能的信息。

未破裂卵泡黄体化综合征也是女性不孕的因素之一，多发生于月经紊乱妇女。表现为卵细胞未能从成熟卵泡中排出，卵泡继续黄体化并能产生孕酮。患者仍可有规律的月经周期，有分泌期子宫内膜，血清孕激素和雌二醇水平与正常排卵周期无明显差异。因此，用一般诊断方法无法将未破裂卵泡黄体化综合征与正常排卵周期区分。

多囊卵巢综合征多是因为卵巢酶系统功能障碍引起。有下列情况应高度怀疑多囊卵巢综合征：育龄妇女原发不孕，有进行性月经稀发及闭经，用孕激素可行经；长期无排卵月经；基础体温单相；双合诊触及一侧或双侧卵巢增大；伴有肥胖、多毛即可确诊。

针对于卵巢性不孕的症状，患者应积极进行锻炼，减少高脂肪、高糖类食物的摄取，降低体重。这样可以促使雄激素水平下降，对恢复排卵有利。还可以进行腹腔镜手术治疗，它损伤小，恢复快，一次手术可获多个排卵周期，方便安全。对于使用促性腺激素治疗 6 个周期仍不妊娠的多囊卵巢综合征患者，体外受精胚胎移植是非常有效的治疗方法，其不受输卵管因素影响，同时不需要强调控制单卵泡发育。

卵巢功能衰退并不是突发状况，女性日常应注意卵巢的保养及其病症的预防。女性从35岁就应注意包括卵巢在内的全身保养，保持良好的饮食结构，定期做体检等。

想要卵巢功能健全，饮食很重要。日常生活中应常喝牛奶，多摄入鱼、虾等食物，这些食物所富含的植物性雌激素能弥补由于雌激素分泌不足对女性身体造成的影响。另外，瑜伽可以疏通女性器官的气血循环，是很好的保健运动。还要定期检查性激素、乳腺和子宫内膜。根据体内激素水平高低，采用激素替代疗法，推迟卵巢功能的衰退期。

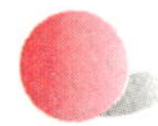

## 保护女性的生命之源

子宫在生殖生理和生殖内分泌功能中起着重要作用，它运送精子，使受精卵着床，负责妊娠，进行分娩。如果子宫出现异常，则很有可能导致不孕。另外，子宫的收缩是精子顺利进入输卵管的重要因素。因为精子进入宫腔后，通过子宫收缩弥散于宫腔内，再通过子宫收缩才得以进入输卵管。而单纯性子宫动力不足导致不孕的却很少见，一般引起不孕的主要原因有以下几种。

**子宫畸形。**子宫畸形是否会对生育造成影响，应根据子宫畸形的种类和程度而定。子宫畸形一般无明显症状，但也有一些表现为原发性闭经和月经不调；少数还有生殖器和乳房发育不良的现象，如卵巢功能低下、不排卵等。子宫畸形会引起不孕主要是因为子宫形态和容积的异常，不利于孕卵着床和发育。如果是子宫发育不良或卵巢功能低下，则不利于精子成活，即便受孕成功，也会因宫腔不能随之扩大，易发生流产、早产、胎位异常、胎盘位置异常或死胎等。

子宫畸形可以通过超声检查初步确诊，如想确诊可通过宫腔镜、子

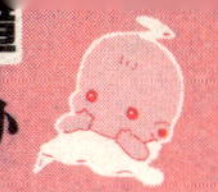

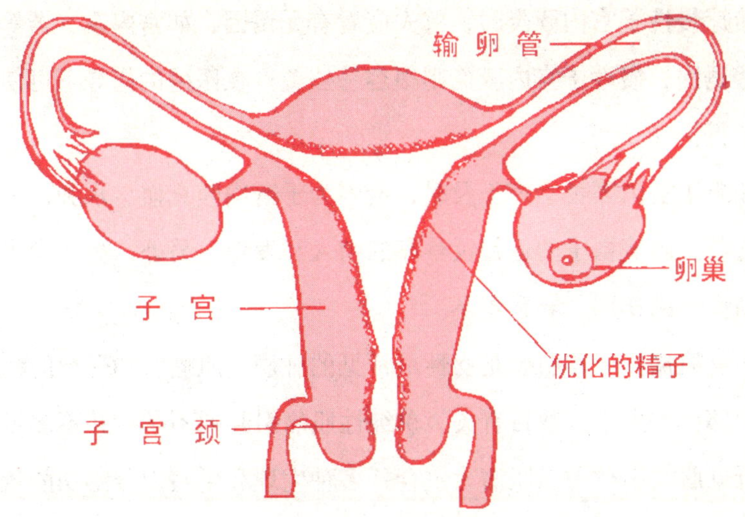


宫输卵管造影、腹腔镜等来进行检查。在治疗上主要以手术矫治为主，可使部分异常子宫恢复正常结构及其功能。对于已怀孕的患者，应进行精心护理，提前住院待产，以防止发生意外。

**子宫发育不良**。子宫发育不良又称幼稚子宫，是指青春期后子宫仍小于正常，常伴有月经稀少、停经或闭经。单纯小子宫不一定会造成不孕，卵巢同时发育不良，才是造成不能生育的直接原因。凡子宫发育不良者，可适当增加肉类食物。在发育期不可盲目节食减肥，避免影响女性性器官的发育，造成发育不良。子宫发育不良可在医生的指导下服用小剂量雌激素加孕激素进行治疗。

**子宫内膜炎**。子宫内膜炎是子宫内膜的炎症，多由外阴、阴道感染上行蔓延所致，可分为急性子宫内膜炎和慢性子宫内膜炎2种。

急性子宫内膜炎主要表现为下腹痛，白带增多，有时子宫略大，有触痛。治疗时主要使用抗生素类药物。有子宫腔积脓者应予以扩张宫颈口，促使脓液引流减轻炎症。

慢性子宫内膜炎可由急性子宫内膜炎转变而来，也可由长期输卵管炎症扩散而成，主要表现为不规则月经或子宫出血、白带增多、发热等。治疗慢性子宫内膜炎时，首先应看有无诱因，如宫内避孕器等，去除这些诱因，慢性子宫内膜炎则很容易痊愈。在医生的指导下可使用抗生素进行治疗。

如果子宫内膜炎治疗不及时，会因为子宫内膜充血、水肿，大量炎性渗出等，影响精子的运行及孕卵的植入和发育。另外，炎症渗出物也有杀伤精子的作用，导致不孕。

**子宫肌瘤**。子宫肌瘤是女性最常见的肿瘤，肌瘤影响受孕的程度与肌瘤的部位、大小、数目有关。单纯性肌瘤引起的不孕症并不多见，而临床所见肌瘤不孕为以肌瘤为主合并多种生理和生殖内分泌功能紊乱所致，如无排卵、子宫内膜组织和功能等紊乱、子宫内分泌功能失调等造成不孕。

单纯因子宫肌瘤引起的不孕，常是由于肌瘤正好堵住子宫颈口或输卵管内口而影响精子通行，或肌瘤占据了受精卵着床的部位而不能坐胎，即使受孕，也常因影响胚胎发育而流产。因此，不要认为子宫肌瘤最常见而轻视它，也不要因为经过几次流产而失去治疗信心。总之，子宫肌瘤引起的不孕或不育，并非不治之症，可以通过手术治疗得到很好的效果。不孕妇女在肌瘤切除后，可明显提高妊娠率。

## 输卵管受阻怎么办

输卵管具有运送精子、拾卵以及把受精卵运送到子宫腔的作用，对生育具有重要意义。如果输卵管不通或功能障碍，则可能造成女性不孕。下面我们来看一下究竟是什么原因造成输卵管不孕的。

## 生殖道感染

生殖道急、慢性炎症，尤其长期急、慢性炎症伴急性反复发作，常使输卵管部黏膜上皮损伤或破坏，进而使输卵管腔粘连与阻塞。在原发不孕中淋球菌、衣原体和支原体的生殖道感染也是不孕的主要原因。输卵管炎主要有结核性输卵管炎、淋菌性输卵管炎和化脓性输卵管炎3种。

**结核性输卵管炎：**多为肺结核或腹膜结核继发感染，主要经血行感染，部分经淋巴系统和直接蔓延感染。结核菌首先感染肌层或黏膜下层，然后向黏膜及浆膜层发展，使输卵管稍增大，管壁增厚，与周围发生粘连。输卵管内膜受结核菌感染，黏膜被破坏而形成干酪样坏死和粘连。继续发展可深入到黏膜组织，造成不孕。

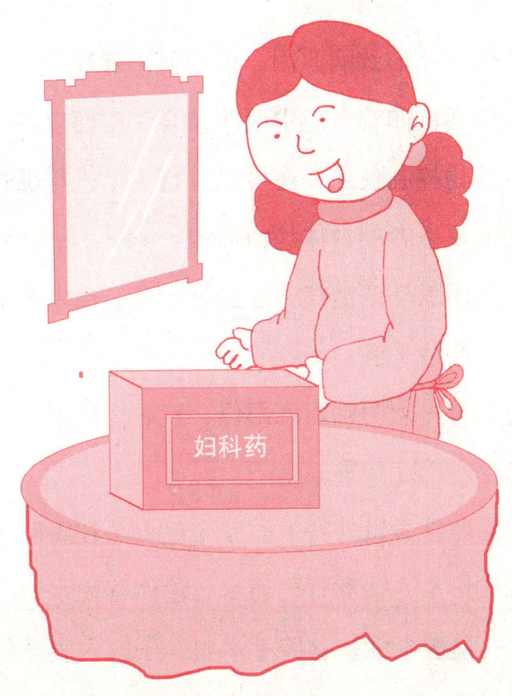

**淋菌性输卵管炎：**对输卵管的影响是沿黏膜上行感染，经宫颈管内膜、子宫内膜、输卵管内膜到盆腔腹膜。一般无急性期，且感染初期症状轻微，所以容易被忽视。最后导致输卵管阻塞，造成不孕。

**化脓性输卵管炎：**常见于不全流产、人工流产中。致病菌为化脓性葡萄球菌、链球菌、大肠埃希菌及绿脓杆菌，造成间质性输卵管炎、峡部结节性输卵管炎、输卵管积水和输卵管积脓。

## 子宫内膜异位症

子宫内膜异位症是不孕的主要原因之一。由于盆腔器官解剖结构改变，输卵管与周围组织粘连致蠕动障碍或发生梗阻卵巢粘连妨碍排卵或引起卵巢内膜囊肿，慢慢使子宫后屈固定、子宫直肠粘连。轻型子宫内膜异位症引起的不孕原因是错综复杂的，与互相关联的一些生化免疫因素有关。

了解了输卵管不孕的致病原因，该如何治疗呢？

一般来说，疏通输卵管，应中西医结合。中西以理气活血、化淤通络为主；西医以药物控制炎症，还可以进行手术进行强化治疗。但具体要如何操作，还应视患者的具体病情而定。

但是，不管使用怎样的治疗方法进行治疗，患者都应积极配合医生的治疗方案，保持心情平静。

进行诊治前，首先须明确阻塞部位，然后实施阻塞矫正术。治疗方法包括手术与非手术治疗 2 种。

**手术治疗：**输卵管显微外科术的整个过程是在腹腔镜下行粘连分解术、输卵管伞端成形术、输卵管再通术、输卵管积水治疗。

粘连分离术：盆腔炎症、盆腔手术史、子宫内膜异位症和阑尾炎史都可以引起盆腔粘连。附件周围的粘连可影响输卵管的蠕动并影响其拾

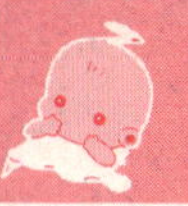

卵功能，成功地解除粘连，可提高其妊娠率。

输卵管伞端成形术：当输卵管伞端被包裹时可导致远端输卵管的部分闭锁，这时需要行输卵管伞端成形术。手术包括分离输卵管伞端及伞端周围的盆腔粘连，游离出输卵管伞端，恢复输卵管的自主功能。

输卵管再通术：绝育术后输卵管再通术是恢复生育功能的重要步骤，影响手术是否成功的因素很多，如年龄、绝育方式和输卵管长度等。据研究，腹腔镜输卵管再通术适用于年龄小于 39 岁、现存输卵管长于 4 厘米的女性。

输卵管积水的治疗：输卵管积水可造成远端输卵管的完全闭锁，需重新修建输卵管结构的手术，为输卵管造口术，而造口术疗效依赖于输卵管破坏的程度。通常情况下，输卵管造口术只推荐用于远端输卵管损害很轻微的年轻患者。

**非手术治疗：** 非手术性输卵管疏通治疗方式是利用水压疏通或机械疏通以及两者交替结合使用，以达到最佳的治疗效果。主要适用于近段输卵管阻塞的诊断和疏通，对输卵管通而不畅者治疗效果尤佳。如有输卵管远段粘连、不全阻塞，需 B 超或放射介入下试治。

# 别让这些病症影响怀孕

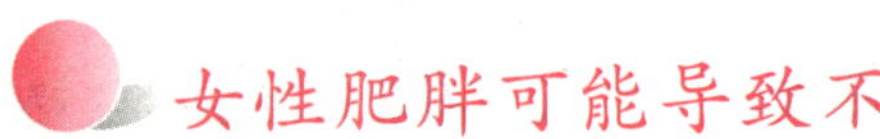

## 女性肥胖可能导致不孕

在治疗不孕症中，中医理论讲女性不孕皆与月经不调有关。在对肥胖的研究中，我们发现肥胖症患者月经不调的发生率是普通人群的 2 倍以上。由此可以说明，肥胖在一定程度上可能导致不孕。因此，育龄女性一定要注意不要过胖。

当然，有肥胖苦恼的女性也不要过于担心。肥胖者引起不孕的主要原因是排卵障碍，表现为无排卵、排卵延迟或稀发排卵等。中医在治疗排卵障碍的不孕症方面效果相当不错，许多不孕症患者经过治疗后喜得贵子，身体也变得比孕前苗条了。因此，要正确对待疾病情况，不要因此而有负担。

孕前过胖的女性除了有可能会引起不孕外，她们产下的宝宝出现心脏问题或出生缺陷的概率也比体重正常的女性高 1 倍。这些缺陷包括先天畸形，也包括功能和代谢异常，如先天性智力低下、遗传性疾病等。

所以，为了孕妇自身的健康及胎儿的优生，建议孕前过胖的女性适时地进行减肥计划。下面介绍几种经济有效的减肥方法。

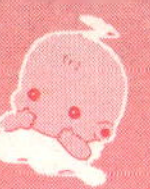

**爬楼梯**。爬楼梯是公认的最简单最方便也最有效的减肥方法，每周保持上下楼梯3~4次，每次持续30分钟。

**步行**。晚饭后50分钟左右，以每小时4.8千米的速度步行，能很快地消耗热量。步行时间以30分钟为宜。

**跳舞或跳绳**。每周进行3~4次跳舞运动，不失为一种有效的减肥方法；至于跳绳，只要有足够的空间，可随时随地进行。

## 骨感美人怀孕难

一些女性在准备怀孕前，因担心自己过于肥胖会影响宝宝的健康，就会进行一些减肥措施。这是非常有必要的，但应注意不要过于强求苗条的身材，而忽略身体的健康。

其实，减肥过度对于孕育宝宝来说并非有益。一项研究发现，过度减肥的女性所生的宝宝患糖尿病的可能性会增大。这是因为，女性因刻意减肥会令身体营养不良，在这种身体情况下怀孕其宝宝将会被遗传非正常性的线粒体。线粒体是细胞制造能源的小器官，宝宝的线粒体几乎全部源自于母亲的卵子。

在以怀孕的母鼠为实验体的实验中，研究人员从母鼠怀孕初期开始一直喂食其低蛋白质食物，这种食物中的蛋白质含量是一般饮料的1/3，结果幼鼠出生后完全处于营养失调状态，并且体重不容易增长。进一步观察，研究人员推测，这很有可能是因缺乏营养而出现问题的母鼠的线粒体遗传给了幼鼠，而如果其线粒体存在异常，那么在胰腺中负责分解和搬运营养成分的胰岛素就会减少，容易患上糖尿病，并且将来会产生肥胖。

另外，身体内脂肪的含量还可以影响雌激素水平。当女性身体过瘦时，体内的“性激素失效球蛋白”的含量就会增高，最后导致其失去怀孕能力。

同样，脂肪也影响着男性的生育能力。在研究中发现，当热量摄入减少，体重减轻，脂肪组织减少时，首先会引起男性性欲减弱。随着体重的持续降低，就会削减精子的活力与寿命，导致男性少精或死精。

因此，准备怀孕的夫妻应正确认识“肥胖”，不可因过度减肥而影响生殖能力。

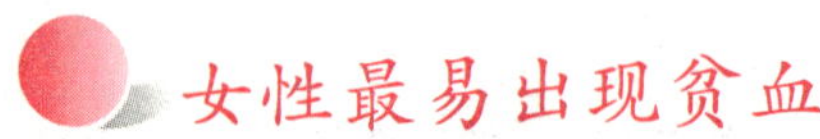

## 女性最易出现贫血

贫血对怀孕有着非常大的影响，不仅会使女性朋友怀孕后自身的贫血情况更加严重，还会影响胎儿的发育。

贫血，是指单位容积循环血液内的血红蛋白量、红细胞数和红细胞压积低于正常的病理状态。这些指标的正常值范围，因地区、民族和性别等的不同而略有差异。我国一般非高原地区成年男性，血红蛋白浓度低于120克/升，红细胞数低于$4\times10^{12}$/升，或红细胞压积低于0.40；成年女性之血红蛋白浓度低于105克/升，红细胞数低于$3.5\times10^{12}$/升，或红细胞压积低于0.35者可视为贫血。贫血一般分为营养性贫血、感染性贫血、药物性贫血、肿瘤性贫血、肾性贫血、免疫性贫血、内分泌性贫血7种。其中，以营养性贫血中的缺铁性贫血最为普遍，多数女性患的就是缺铁性贫血。

### 贫血对怀孕的影响

女性朋友因为月经失血的关系，体内含铁总量较低，很容易出现缺

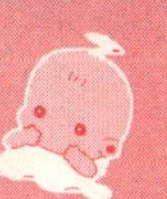

铁性贫血。而为了准备怀孕，女性又需要大量的铁，这就产生了一系列的矛盾及补给不足的情况。如果这个时候不积极治疗以及补血而怀孕的话，女性朋友无法负担孕后的铁需求量，从而使胎儿发育不健全，严重时，还会引起流产、早产等情况发生。

胎儿的发育需要吸收大量的铁，如果女性朋友孕前患有贫血，孕后则会加重贫血。严重的贫血会导致孕妇因血红蛋白携带氧气不足而致使胎儿缺氧，使胎儿发育缓慢，甚至还有可能导致死胎。因此，女性朋友孕前补血，是很有必要的。

### 缺铁性贫血的治疗

铁是制造血红蛋白必不可少的原料，如果铁供应不足，血红蛋白减少，就会形成缺铁性贫血。对于这种疾病，常用的药物有各种铁剂。

铁剂主要用于缺铁性贫血的预防和辅助治疗。目前药房出售的铁剂，主要有硫酸亚铁、富马酸亚铁、葡萄糖酸亚铁、右旋糖酐铁、琥珀酸亚铁、多糖铁复合物等。此外，还有不少补铁中药制剂，如血宝胶囊、血宝口服液、维血冲剂、血康冲剂等。

**硫酸亚铁片**。为二价铁，易于吸收，疗效显著。若与胃蛋白酶合剂、维生素 C 同服，则促进其吸收。而与四环素类药物并用，可形成络合物，相互妨碍吸收。服用期间，不宜喝茶、咖啡，或吃橄榄等食品。

**富马酸亚铁片（富血铁片）**。口服后较易吸收，其含铁量较高，奏效迅速，不良反应较少。可用于治疗各种缺铁性贫血，但对铁过敏者，或有消化道溃疡及溃疡性结肠炎、肠炎者禁用。其余注意点同硫酸亚铁片。

**枸橼酸铁铵溶液**。三价铁，不如硫酸亚铁片、富血铁片容易吸收，但无刺激性，适用于儿童及不能吞服药片的患者。此药含铁量低，不适用于重症贫血的患者。

## 哮喘：危及母子生命安全

### 哮喘是种什么病

哮喘是一种常见疾病，它是由多种细胞，特别是肥大细胞、嗜酸性粒细胞和T淋巴细胞参与的慢性气道炎症，可引起反复发作的喘息、气促、胸闷和咳嗽等症状，多在夜间或凌晨发生。

哮喘是世界公认的医学难题，被世界卫生组织列为疾病中四大顽症之一。调查显示，我国至少有3 000万以上哮喘患者，但接受规范化治疗的患者还不到1/10。

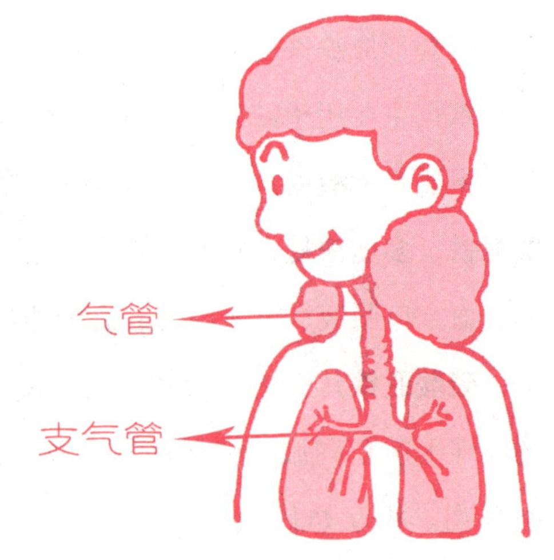


哮喘病的发病原因错综复杂，但主要包括两个方面，即哮喘病患者的体质和环境因素。患者的体质主要是从“遗传素质”、免疫状态、精神心理状态、内分泌和健康状况等主观条件来说的，是患者易感哮喘的重要因素。环境因素包括各种刺激性气体、病毒感染、居住的地区、居室的条件、职业因素、气候、药物、食物以及社会因素，甚至经济条件等，均可能是导致哮喘发生、发展的更重要原因。

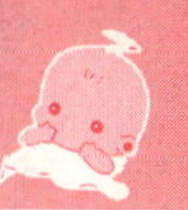

这其中，过敏原是诱发哮喘的重要病因。过敏原主要分吸入性过敏原和食物性过敏原。吸入性过敏原主要来源于生活环境中的微粒物质，其致敏成分主要为蛋白质和多糖。由于微粒物质在生活中无处不在且可借助空气进行传播，因此吸入性过敏原通常是引起儿童呼吸道致敏和哮喘发作的主要途径。

### 哮喘对受孕的影响

哮喘发作时呼吸困难，严重时会引起全身性缺氧。所以，患哮喘的妇女常顾虑能否正常怀孕及分娩，并担心怀孕后哮喘频繁发作，会不会影响母子安全。

经过大量研究及临床观察，可以确定，多数哮喘妇女都能比较顺利地渡过怀孕及分娩期。

轻度或中度的哮喘发作对胎儿影响不大。新生儿的出生体重与正常妇女分娩的新生儿亦无明显差别。但对妊娠期出现哮喘持续状态的孕妇，则可因机体重度缺氧及全身功能紊乱，危及母体及胎儿的健康，甚至威胁生命。

妇女怀孕时有着十分复杂的生理变化，妊娠过程中，体内肾上腺皮质等分泌会提高，这会使哮喘好转，而孕中前列腺素的增加又能使支气管发生收缩，加重哮喘。所以，临床上有的孕妇哮喘加重，有的孕妇则哮喘减轻，而且目前来说还无法预先得知哪些人会加重哮喘，哪些人又会减轻病症。如果妊娠时哮喘加重，那么就要进行药物治疗了。这样一来问题又来了，众所周知，怀孕期间是要谨慎用药的，那么在不得不用药时，又该选择哪些药物对哮喘进行治疗呢？

首先，怀孕前 3 个月用药一定要特别小心，尤其是四环素与碘剂应当禁用，以免孕后影响胎儿牙齿和甲状腺的发育。这时如哮喘发作，应尽量使用气雾剂和内服药物搭配比较有效和安全。

哮喘是一种变态反应性疾病，气候变化、接触致敏抗原物质，甚至受到精神刺激等，均会诱发哮喘。所以，孕妇必须妥善防治哮喘发作。首先应尽可能避免可促使哮喘发作的诱因，消除紧张情绪，劳逸结合，避免过于剧烈的活动，调制可口饮食，预防感染与感冒，保持居室空气新鲜与流通，以顺利渡过妊娠阶段。

其次，若怀孕后轻度哮喘发作时，可遵医嘱使用舒喘灵气雾剂，不会影响到胎儿。若单用舒端灵气雾剂不能有效控制症状，则可以遵医嘱口服或静脉缓注氨茶碱。据报道，怀孕3个月内使用肾上腺素可能引起胎儿小眼及耳畸形，临产前后肾上腺素对子宫收缩及胎儿供血均有不良影响。因此，在怀孕3个月内及临产前后两个阶段内，应避免使用肾上腺素。如果病情发作相当严重，应及时就医，不得自行滥用激素等药物，以免影响胎儿发育。

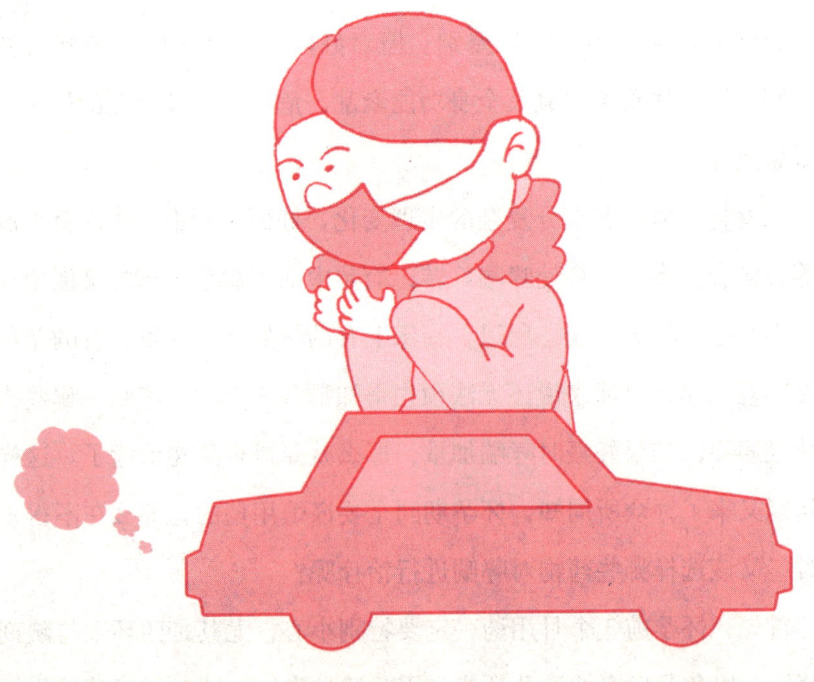

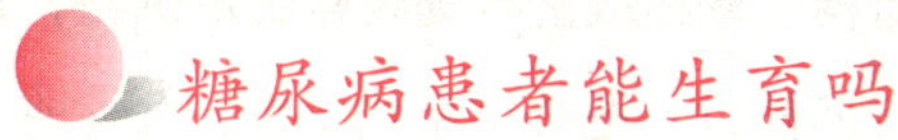

## 糖尿病患者能生育吗

糖尿病是一种全身慢性代谢性疾病。主要特征是高血糖以及糖尿，临床表现为多饮、多尿、多食、体重降低及疲乏等症状，也就是通常所说的“三多一少”。也有一些患者没有明显的“三多一少”临床表现，而会出现其他一些看似不相干的症状。

糖尿病是一种多病因的、非传染性的、慢性的流行性疾病，是以慢性高血糖和伴有微血管并发症，以及心、脑大血管并发症为主要特征的代谢性失调，其内分泌改变主要是受遗传因素和环境因素相互作用的影响，使得胰岛素的分泌出现缺陷而引起糖类、脂肪和蛋白质代谢紊乱，严重者出现水盐代谢和酸碱平衡失调等表现。目前，糖尿病还是无法根治的慢性疾病，它能并发患者的心脑血管、肾脏、视网膜及神经等多种慢性并发症，对身体产生一系列的严重损害，甚至危及生命。

多数糖尿病患者治病心切，希望能够早日康复，被各种糖尿病医疗广告的“彻底治愈糖尿病”等诱人的词语所吸引，在不正规的医院和大夫的治疗下，反倒病情加重。这主要是对糖尿病的认识误区造成的。目前，全世界最先进的医学研究和技术也没有能够攻克“根治”糖尿病这个难题。因此，糖尿病这种疾病的可怕之处就在于此：只能有效控制病情的发展，而无法治愈它。也就是说，一旦患上糖尿病就会成为终生疾病。

由于女性生理特点的不同，在糖尿病早期会经常出现一些特殊的症状，需要女性朋友们注意。如果有阴部瘙痒、性冷漠、月经失调、阴道干涩、尿路感染、腰臀围比值过大等这些症状中的一项或者几项，一定不要掉以轻心，要及时到医院仔细检查，如没发现异常，也不要放松警惕，要进一步检查餐后2小时血糖、尿糖或进行葡萄糖耐量试验，这样才能及时确诊是否患有糖尿病。即使以上检查结果均正常，女性朋友也不能大意，要定期去医院复查，以防漏诊误治。

## 糖尿病如何影响受孕

专家认为，无论是1型还是2型糖尿病患者怀孕，如果血糖没有控制到正常范围，即在怀孕前或妊娠早期高血糖，会对孕妇、胎儿产生许多不良的影响。

糖尿病女性的不孕症发生率约2%，流产率可达15%~30%，糖尿病患者妊娠高血压综合征的发生率比非糖尿病孕妇高数倍，同时有糖尿病血管病变时更易发生，羊水过多的发生率为非糖尿病孕妇的20~30倍。而羊水骤增可致孕妇心肺功能不全，手术产的机会显著增加，产后出血的发生率也比非糖尿病产妇高。糖尿病孕、产妇比非糖尿病者更易继发感染，而且产后感染常较严重。糖尿病孕妇容易生出巨大儿，巨大儿可使分娩受阻，胎儿缺氧，围产儿死亡率达5%~10%，多发生在孕期36~38周。糖尿病孕妇的胎儿及新生儿畸形率是非糖尿病孕妇的4~10倍。

可见，如果患有糖尿病的女性决心要生育小孩时，应在打算怀孕之前首先安排好护理医生、妇产科医生、糖尿病指导医生等的怀孕前检查。你需要了解各种特殊的危险性，对婴儿的危险性，以及如何在怀孕之前和怀孕期间控制好血糖的有关知识和方法。然后，使用避孕工具避孕3个月，严格控制代谢紊乱，使血糖保持正常或接近正常，再考虑妊娠。妊娠后2~10周尽可能控制血糖，有助于减少畸胎的可能。

## 孕前如何使用胰岛素

在用药方面，因为磺脲类药物等降糖药会对胎儿产生不良影响，医

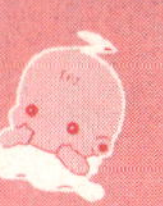

生都会建议使用胰岛素控制血糖，方法大都为强化胰岛素降糖法。

强化胰岛素降糖法是指为达到血糖的良好控制，每天需要多次注射胰岛素的治疗方法，同时每天要监测4～7次血糖。强化胰岛素治疗可以减少糖尿病慢性并发症的发生，比如眼底病变可减少70%，肾脏病变可减少50%，神经系统病变可减少60%，心血管病变可减少30%。

但强化胰岛素降糖法也有一定的不良反应，比如容易发生低血糖，所以进行强化胰岛素治疗的患者要每日多次监测血糖。另外，该方法还有可能引起发胖。

强化胰岛素治疗适应于1、2型成人患者，有自理能力；青少年或年龄稍大的儿童，能够知道严格控制血糖的利与弊者；准备怀孕的妇女或已经怀孕的妇女患有糖尿病。

1型糖尿病患者强化胰岛素治疗方案可采取以下几种方式。

**每日3次**。即早餐前应用短效胰岛素和中效胰岛素混合物，晚餐前应用短效胰岛素，睡前应用中效胰岛素。这种方法适用于夜间低血糖、早餐前有高血糖的患者。

**每日4次**。即每餐前用短效胰岛素和睡前应用中效胰岛素。这个方案使就餐时有更大的灵活性，也可以防止早餐前注射中效胰岛素引起的下午胰岛素作用高峰。每餐前的短效胰岛素可以很好地控制餐后血糖，进而使全天的血糖有较好的控制。睡前胰岛素根据凌晨3时血糖或空腹血糖调整。

2型糖尿病患者强化胰岛素治疗方案一般可采取以下几种方式。

**每日4次**。同1型糖尿病患者强化胰岛素治疗方案中的每日4次法。

**每日2次**。即早、晚餐前各注射1次中效和短效胰岛素混合物（中效、短效为70∶30）。

## 先降压，再怀孕

我们通常所称的“高血压”，是指以人体体循环动脉血压升高，超过了“正常血压范围”为主要临床表现的一种临床综合征。它既可以是心血管系统的一种慢性多发病，也可以是某些疾病的常见症状。高血压不仅是一个独立的疾病，也是脑卒中、冠心病、肾功能衰竭和眼底病变的重要危险因素，高血压患者还常常伴有糖尿病等慢性疾病。

我们常使用的血压标准是：凡正常成年人收缩压应小于或等于140毫米汞柱，舒张压小于或等于90毫米汞柱。如果成年人收缩压大于或等于160毫米汞柱，舒张压大于或等于95毫米汞柱时，就是患有高血压；血压值在上述两者之间，即收缩压在140 ~159毫米汞柱，舒张压在91 ~94毫米汞柱，是临界高血压。诊断高血压时，必须多次测量血压，至少有连续两次舒张压的平均值在90毫米汞柱或以上才能确诊为高血压，仅一次血压升高的情况还不能确诊，需要继续检查和观察。

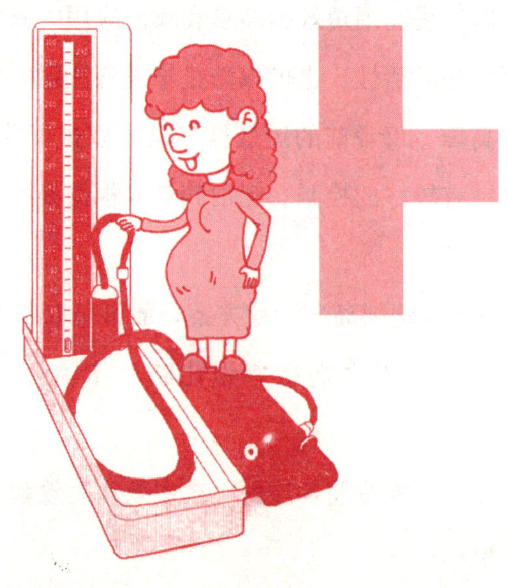

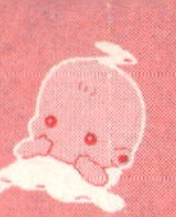

大部分女性在怀孕期间血压都会有所上升，严重的还会发展为妊娠高血压。原本就患有高血压且血压控制得不是很好的女性患者，在怀孕期间也容易出现血压过高的情况，可能造成子宫缺血，使胎儿窒息。高血压患者在妊娠期的治疗总原则是不能随便停用降压药，但对降压药的种类、用量可有所调整。

## 高血压患者如何备孕

患高血压的女性如果准备要生孩子，一定要提前做好准备，首先将血压控制平稳再考虑妊娠。

提前降压这一点非常重要，不仅可减少孕期发生危险，而且由于妊娠早期（前3个月）用药对胎儿的影响最大，致畸性最强，如果患者能够在受孕前将血压控制得比较好，可在医生的指导下减少妊娠前3个月的降压药用量，在某些情况下甚至可以暂时不用药，从而尽量减少药物对胎儿产生的不良反应。

一般建议用络活喜等长效钙离子拮抗剂类降压药。这类药物在降压的同时还有抑制子宫收缩的作用，对于妊娠期高血压患者比较合适，而且一天只需服用一次，就可以24小时平稳控制血压。

而其他种类降压药对胎儿多少都有影响，比如β受体阻滞剂会抑制胎儿的心跳，血管紧张素转换酶抑制剂会影响到胎儿肾上腺系统的正常发育，只有钙拮抗剂对胎儿的负面影响最小。

患高血压的女性在怀孕期间，除了应按照医生的要求按时服用降压药，还要特别注意定时监测血压。尽可能做到每天早、晚各测一次血压，并做好血压和异常情况的记录，每个月至少去医院就诊一次，将记录情况提供给医生，以便及时对治疗方案进行调整。

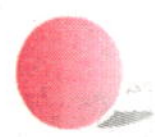

## 心脏病患者应谨慎怀孕

心脏病是心脏疾病的总称，包括风湿性心脏病、先天性心脏病、高血压性心脏病、冠心病、心肌炎等各种心脏病。其中风湿性心脏病、冠心病中的心绞痛型冠心病、心律失常型冠心病、心力衰竭型心脏病最为常见，这里就着重讲述孕前女性遇到这几种心脏病时的对策。

患有心脏病的孕妇约占所有孕妇的1%，而心脏病是造成产妇死亡的主要原因之一，仅次于高血压、出血及感染而位居第四位。女性在怀孕和分娩时，循环系统受到的影响较大。

孕期血液循环总量增加：在妊娠的32～34周时达到高峰期，血液动力学改变较大，每搏输出量加大，心率加快，心脏的负担加重。

心脏位置轻微改变：由于子宫增大，膈肌上升，心脏的位置发生轻微的改变，大血管弯曲，导致心脏的负担增加。分娩全程心脏负担很大。分娩时，在第一产程阶段，子宫每次收缩约有500毫米血液被挤入周围循环，使回心血量增加，使右心房的压力增加，并且造成左心室的负担进一步加重。在第二产程，心脏的负担是最重的。子宫收缩、腹肌和骨骼肌都参与收缩，使循环系统的外周阻力增加。产妇分娩时，用力憋气，使肺循环压力增加，腹压增加，大量的血液回流心脏，使心脏负担急剧增加。而在胎儿娩出后，子宫迅速缩小，腹腔内压力剧减，回心血量减小；当胎盘娩出后，排空的子宫收缩时，大量血液从子宫涌入体循环，使心脏负担加重。患有心脏病的女性能否怀孕，关键要视心脏的功能和疾病的性质来决定。

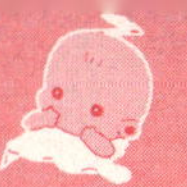

风湿性心脏病

风湿性心脏病简称风心病，是指风湿病变侵犯心脏，累及心脏瓣膜而造成的心脏病变。表现为二尖瓣、三尖瓣、主动脉瓣中有一个或几个瓣膜狭窄和（或）关闭不全。患病初期常常无明显症状，后期则表现为心慌气短、乏力、咳嗽、肢体水肿、咳粉红色泡沫痰，直至心力衰竭而死亡。有的则表现为动脉栓塞以及脑梗塞而死亡。

风湿性心脏病是甲组乙型溶血性链球菌感染引起的病态反应的一部分表现。它在心脏部位的病理变化主要发生在心脏瓣膜部位。病理过程有以下三期：

炎症渗出期。由于链球菌的感染，使心脏的瓣膜出现炎性反应，瓣膜肿胀、变性，那么其活动就会受到一定程度的影响。

增殖期。由于瓣膜长期处于充血水肿状态，瓣膜血液循环不良，瓣膜会纤维样变性坏死，结缔组织增生，这种结缔组织会成为瓣膜上的累赘。因为它并不具备正常心肌细胞的功能。此期引起瓣膜增厚变形，失去弹性。

瘢痕形成期。由于胶原纤维等增生，损伤处机化，形成瘢痕，从而影响心脏瓣膜功能。感染反复发作，以上病理变化在瓣膜部位的变化，也是此起彼伏，一个部位通常发生重叠的病理变化。临床上常见的心脏瓣膜病变有二尖瓣狭窄或关闭不全；主动脉狭窄或关闭不全；三尖瓣狭窄或关闭不全；联合瓣膜病变（多个瓣膜受损）等。

在准备怀孕前，风湿性心脏病女性患者的瓣膜病变不论是狭窄、关闭不全或者同时存在狭窄与关闭不全，到出现明显临床症状时都需要手术治疗，对病变瓣膜进行修复或者置换。所以，这类女性患者应在手术结束后，病情稳定了再考虑怀孕。

### 心绞痛型冠心病

心绞痛是由于心肌缺血缺氧导致，因此，降低心肌耗氧量、增加心肌供血、改善侧支循环，是治疗心绞痛必须遵循的原则。

孕前，此类女性患者应及时去就医，在医生的指导下积极地治疗原发病。并听从医生的建议，时刻注意自己的心肌供血以及耗氧情况，采用合理的运动及生活方式，使耗氧量尽量降到最低。待病情平稳后，咨询医生是否可以考虑怀孕。

### 心律失常

心律失常的心跳是由心脏窦房结以外的其他心肌组织所引起，是心脏冲动的频率、节律、起源部位、传导速度与激动次序的异常。按心率的快慢，心律失常可分为快速性和缓慢性心律失常。

这类女性患者平时应注意不要过于激动，应保持心情舒畅，以保证正常的呼吸和心跳频率。待病情稳定后，再听从医生的意见考虑怀孕。

### 心力衰竭

心力衰竭又称充血性心力衰竭，是各种心脏病导致心功能不全的一种综合征。由于心脏功能异常，以致在适量静脉回流情况下出现异常水、钠潴留和周围组织灌注不足的临床综合征。临床表现为心排血量减少和体、肺循环淤血。心力衰竭在临床症状出现前，常先有静息时射血分数降低，此时称为无症状心力衰竭。临床上，慢性心力衰竭是大多数心血管疾病的最终归宿和主要的死亡原因。过去我国以心瓣膜病为主，近年则以高血压、冠状动脉粥样硬化性心脏病居多。

这类女性患者不管病情发展好坏，都不适宜怀孕，如果一定要怀孕，则要在医生的指导下进行，并密切关注病情变化，一旦出现异常情况，应立即中止妊娠。

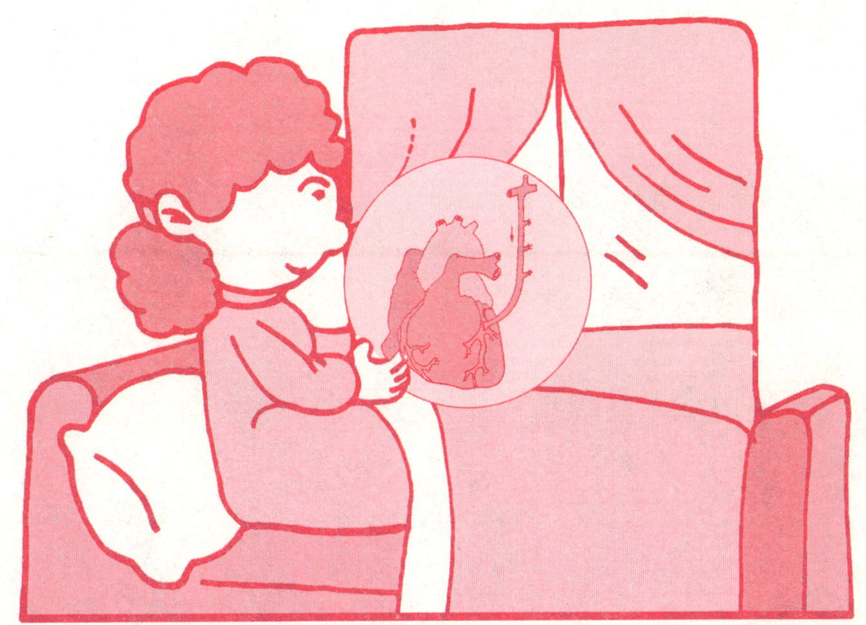

# 第五章 孕前，我们都该做些什么

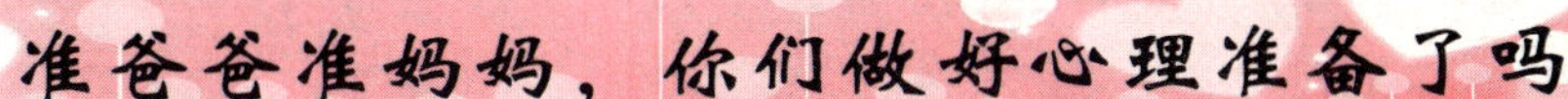

# 准爸爸准妈妈，你们做好心理准备了吗

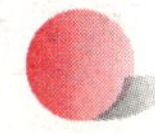

## 几个小测试帮你做好心理准备

下面几个问题，没有绝对的答案，但是从中能让你了解到自己对于要个宝宝是否有了足够的心理准备，来试试吧。

1. 你对人生的最大愿望是什么？

这个问题需要你认真考虑，记住不要让目前的各种因素限制自己。重要的是，如果你的头 5 个愿望都与家庭和子女无关，你就要慎重决定现在是否该要孩子了。

2. 你喜欢和孩子相处吗？

虽然对待别人孩子的态度和对待自己的孩子不尽相同，但仍具有参考价值。

3. 你觉得怎样才能成为好父母？

这是你为人父母的重要参考。

4. 你童年时期最美好的回忆有哪些？

童年生活对人的一生影响深远，看看你能否给孩子一个美好的童年。

5. 对于你自己的父母，你觉得他们给予你的最重要的东西有哪些？

这些东西也将可能是你最想给自己孩子的。

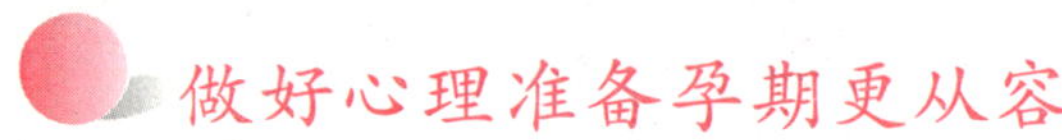

## 做好心理准备孕期更从容

你知道吗，有心理准备的孕妇与没有心理准备的孕妇相比，前者的孕期生活要顺利从容得多，妊娠反应也轻得多。有了这样的心理准备，孕妇的孕前孕后生活都是轻松愉快的，家庭也充满了幸福、安宁和温馨，胎儿会在优良的环境中健康成长。

因此，作为准父母们，为了宝宝的健康，避免因缺乏怀孕知识和生育经验不足而不知所措，就要在孕前多了解与孕育有关的知识，努力调整自己的情绪，以一种积极乐观的心态面对未来，把忧愁抛在脑后，让希望充满生活的每一天。

掌握孕育知识，主要就是学习和掌握一些关于妊娠、分娩和胎儿在宫内生长发育的孕育知识，了解如何才能怀孕以及妊娠过程中出现的某些生理现象，如早期的怀孕反应、中期的胎动、晚期的妊娠水肿、腰腿痛等。一旦有这些生理现象出现，就能够正确对待，泰然处之，避免不必要的紧张和恐慌。

在相当多的家庭中还存在着“重男轻女”的思想，这会使女性心情紧张、焦虑，不安，产生情绪波动。所以，要树立生男生女都一样的观念，特别是老年人更要给予子女鼓励和关心，解除其后顾之忧。

大多数的女性为要孩子做好了一些心理准备，但她们没有想到的是孕后的种种不适，如头晕、乏力、嗜睡、恶心等的严重程度。因此，在怀孕前，就要多和母亲等长辈和有小孩的“闺蜜”交流，以便有一个清醒充分的认识，这对怀孕后出现的种种情况就会做到心中有数而不慌

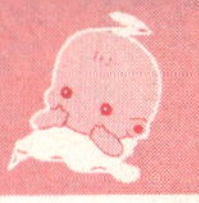

张害怕了。这就证明了前面所述的观点。

因此，孕前的心理准备一定要做好，良好的心理准备不仅关系自身的身心健康，还将影响优生。

## 什么是孕前情绪

情绪是人心理健康的重要内容，它包括情绪的形成原因、持续时间、长期稳定状况等。

情绪的形成原因是指一定的事物引起相应的情绪。情绪的产生是由各种不同的原因引起的，比如因为喜事引起的高兴、因为不幸引起的痛苦等。通常当引起情绪变化的因素消失之后，人的情绪反应也相应逐渐消失。例如，生活中不小心把东西丢了，当时可能会非常生气，事情过后，慢慢也就自己调整过来。如果长期生气，这就是情绪不健康的表现。

情绪稳定表明个人的中枢神经系统活动处于相对的平衡状况，反映了中枢神经系统活动的协调。如果一个人的情绪长期不稳定，喜怒无常，是情绪不健康的表现。与之相对的是，心情愉快是情绪健康的重要标志，它表示一个人的身心处于积极的健康状态。

有一些较特殊的不孕不育的小夫妇，经过详尽的医学检查，却没有查出他们的身体有任何器质性病变，但一直不能怀上孩子，这是怎么回事呢？这就是“心理性不孕不育症”在作怪。所谓的心理性不孕不育症，就是说因为精神紧张、抑郁等不良情绪和心理因素，通过自主神经系统影响性腺功能，能引起女性停经、输卵管挛缩、宫颈分泌异常等现象，也能引起男性阳痿、早泄、不射精等现象，从而导致了不孕不育症。引起这种症状的主要有以下几种心理状况：

焦虑、急躁心理：有些女性由于结婚多年没有生育，于是产生焦虑和急躁的心理，影响了排卵，造成恶性循环，导致不孕。临床上常见这类患者，当解除了心理压力，心情较舒畅，情绪较稳定，恢复了排卵，就会怀孕。

恐惧、紧张心理：有些不孕不育的患者，常表现为精神过度紧张，对性的刺激较敏感，有性交痛，在女性可出现阴道痉挛时而无法进行正常的性生活。有些患者由于居住环境狭小，或与老人斗室同居，造成精神紧张，男性可出现阳痿、不射精等性功能障碍而导致不孕不育。

由于心理紧张而造成的不孕是可以通过心理治疗而改善的。只要用分散注意力的办法，帮助患者减轻精神压力，例如看喜剧电影或多参加自己爱好的文体活动，都可以帮助她们放松精神。当然，抱养孩子也不失为一种有效的心理治疗方法。

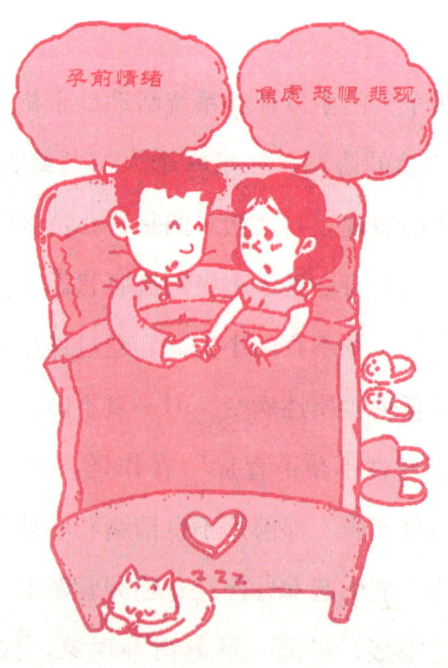

## 心情好，才能产出优良“种子”

很多男性知道抽烟酗酒、高温高辐射会影响精子质量，就认为孕前只要尽量避免这些因素就行了。其实，除了这些因素，男性也要注意自己的心理调整，压力过大等不良情绪也会影响男性的神经系统和内分泌功能，影响精子的生成、成熟和活动能力。需要注意的是，不良情绪不但是指工作、生活上的压力，一些过于谨慎的孕前准备也会让男性产生紧张、担忧等不良情绪，甚至可能导致身体健康的男性出现性冲动异常下降以及勃起和射精困难，久而久之，产生男性生理疾病。

参与精子产生、储存、获能、运输等的组织器官出现异常时，也会影响精子的质量。例如，前列腺疾病易致精液不液化，导致精液黏稠度增高，精子活力减弱；精索静脉曲张会使精子数量减少、活动降低；精囊炎会使精液 pH 值发生改变，影响精子活力。这些疾病都会使男性产生一定的担忧心理，并转化为精神压力，压力过大就会反过来对生理系统和生殖系统产生负面影响。另外，高血压、糖尿病等一些疾病也会对男性的性生理功能产生不良影响，在治疗这些疾病时，也会产生一些不利于孕育的影响。这些林林总总的不良因素都会对男性产生一些心理、精神上的压力。因此，身体健康的男性在孕育这个阶段，在锻炼身体的同时，还要调节好自己的情绪；而有些疾病需要治疗的男性，就更加需要在积极正确治疗的同时调整好自己的情绪了。

## 情绪不稳定让月经周期变得不规律

我们知道，健康女性的月经周期一般都是比较规律的，而不规律的月经会对身体产生各种不良的影响。因此，在怀孕前，女性就要关注自己的月经变化情况，避免月经不调等问题出现。

正常女性的月经周期，根据子宫内膜的规律变化，分为四个阶段：月经期、增生期、分泌期和月经前期。

女性的这一生理变化，尤其是内分泌激素水平的变化，可影响她们的精神状态和学习效率。在月经期，由于女性体内雌激素与孕激素水平的突然下降，子宫内螺旋小动脉破裂，子宫内膜剥离、坏死和脱落，引起人体一系列不适反应。加上一些心理因素引起的如头昏、头晕、疲乏等症状，导致工作效率低下，情绪变坏。

进入增生期后，卵泡逐渐生长发育，分泌雌激素，子宫修复增生，身体功能活动逐渐恢复平衡状态，女性的精神和工作也进入较好的状态。

接近分泌期，卵子成熟并排出后，孕激素和雌激素的水平增加并达到一定比例，子宫内膜继续增厚，内膜血液供应充足，神经内分泌活动平稳，女性的工作热情、效率等处于最佳时期。到月经前期时，雌激素和孕激素的量又开始下降。

我们知道，卵巢激素的分泌受脑垂体和丘脑释放激素的控制，即所谓的“丘脑—垂体—卵巢轴”。而丘脑又与中枢神经系统紧密联系，外来的刺激，包括情绪的激烈变化，都会通过这个渠道影响月经周期。这也是一些情绪不稳定的女性月经不规律的原因所在。当她们逐渐恢复了

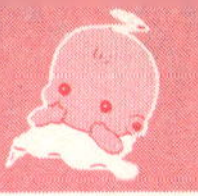

平静的心理和稳定的情绪后，月经就会逐渐恢复正常。

因此，女性朋友在准备怀孕前应保持心情愉快，尽可能减少生气、郁闷的情况。

## 孕前，女性白领不宜压力过大

美国医学家研究发现，一些人婚后不孕的原因在于压力。尤其是一些社会地位和经济收入都较高的女性，她们的工作往往比同等职位的男性更有压力，所需要付出的努力更多，这在无形中影响了其自身的受孕概率。

美国加州大学一个研究小组最近发现，过于忧虑、烦恼的女性与那些很少烦恼的女性相比，怀孕的成功率大大降低。这个研究小组对1 500名希望通过人工授精治疗不孕症的女性进行了研究。这些女性分别根据自己对治疗不良反应、手术、麻醉、伤口愈合、经济条件、失业以及怀孕等方面的担忧填写了详细调查表。

研究人员在进一步的追踪调查中发现，对生育过程感到忧虑的女性与不怎么担心这方面的女性相比，前者的排卵数量和受精卵的数量分别比后者减少了30%和17%；担心失业的女性比不担心失业的女性受精卵的数量减少了31.5%；而那些担心医疗费用的女性则很有可能流产。

北京一些医院的妇产科专家也发现了这一现象。他们对3个月内因不孕而前来就诊的2 000名患者进行了统计，发现因压力大导致患者，特别是白领患者不孕的比例明显上升，达到了40%。这些白领女性大都工作繁忙，有时还会失眠，月经也大多不正常。这些女性的工作压力大，精神过度紧张，会导致自己的内分泌功能紊乱，从而影响了生育功能。

也有些好强的女性，把年轻时最好时光都用在了自己的事业上，等事业基石完全稳固时年龄已经不小了，为了要个宝宝，翻阅相关书籍、制定精细的计划，算时间，测体温、按时同房等，却始终不见怀孕的迹象。去医院检查，夫妻俩的身体也都健康，这说明紧张的情绪影响了受孕。

精神过度紧张往往会因内分泌功能紊乱，导致排卵障碍或不排卵，形成“越想怀孕越难怀孕”的状况。尤其是职业女性，长期处于高强度的压力之下，大脑皮质会抑制丘脑以及垂体的功能，甚至抑制卵巢的功能，使卵巢不排卵，最终让女性无法顺利怀孕。

所以，女性朋友不要存在过大的压力，在备孕的这段时间内应放松心情，轻松而愉快地做好各种准备工作。

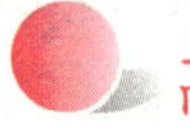

## 高龄妊娠增加心理负担

现在，一些白领女性在35~40岁才当母亲的情况很多，这不仅影响到孩子的健康，还会影响到她们自己的健康。这样的女性更容易出现情绪波动，这种情况下受孕，会导致胎儿发育迟缓，容易形成婴儿体重轻、早产，甚至畸形。反过来，这些因素又会加重女性的心理负担，促使情绪出现变化，形成恶性循环。

另外，这些女性更容易提早进入更年期，并且在进入更年期后，她们面对的问题可能更麻烦。比如有些40岁出头的职业女性，突然出现多疑、悲观、激动甚至易发脾气等现象，工作效率开始下降，这就说明她们已经开始进入更年期了。

这样的女性中，约71%的人会出现情绪和神经精神症状，严重者

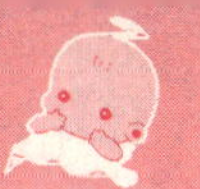

会出现更年期抑郁症等精神疾病。绝经后，约有 43% 的女性会出现不同程度的抑郁症状。

这是因为雌激素水平下降，使脑内的兴奋性物质分泌减少。另外，这些女性的性能力衰退早于男性，雌激素下降，不足以维持性生理需求，导致夫妻关系失和，更会增加妻子的心理负担。

当高龄备孕女性朋友心理负担过重时，其家人和朋友应多陪伴在其身边，帮助她放下心中的负担，积极备孕。

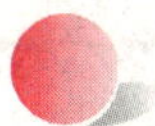

## 制造快乐减轻心理压力

研究发现，怀孕前希望有孩子的女性，在得知自己怀孕时就会非常高兴。她们在孕期中的情绪是稳定乐观的，还能自觉做好孕期保健和产时配合。在孕妇细心的照料下，更能保证体内胎儿的健康发育，分娩也会更加顺利，避免更多的痛苦。而一些没有想好是否要孩子的女性，在怀孕期间的情绪大多是不安、犹豫、慌乱的。这些消极情绪能激起母体的神经系统产生异常活动，引起内分泌变化，对胎儿产生负面影响。

因此，当夫妻决定要孩子那一刻起，在心理上、生活上，双方就应该多为对方着想，尤其是丈夫对妻子应体贴、照顾，给孕妇创造一个愉快舒适的环境，让她有平和的心态和愉快的心情。家庭生活以孕妇为中心，有利于顺利度过孕期。

另外，妻子要经历一个从怀孕、妊娠直到分娩和哺育的全过程。这个过程要占用她很多时间，将对她往常的生活、学习和工作产生较大的影响。如果夫妻预先有详细的计划，做到心中有数，认为能承担起这些压力，那就不会为孕育而顾虑重重了。这也是对宝宝负责任的一种做法和态度。

从决定怀孕时开始，夫妻双方就要想方设法给温馨的家庭再增添一些浪漫、欢乐的气氛，让自己每天都处在一个幸福的环境中，每天都有一个好心情，每天都过着充满希望、快乐的日子，并将这好心情传给其他亲友，从而创造出一个更加愉悦的亲友圈子。即使遇到一些生活、工作中的难题，夫妻双方互相鼓励、帮助，这些难事就会成为小事、易事，轻松解决。让快乐成为两个人的习惯，成为一种令人羡慕的生活方式，天长日久，你们未来的孩子也会成长为健康、阳光的宝宝！

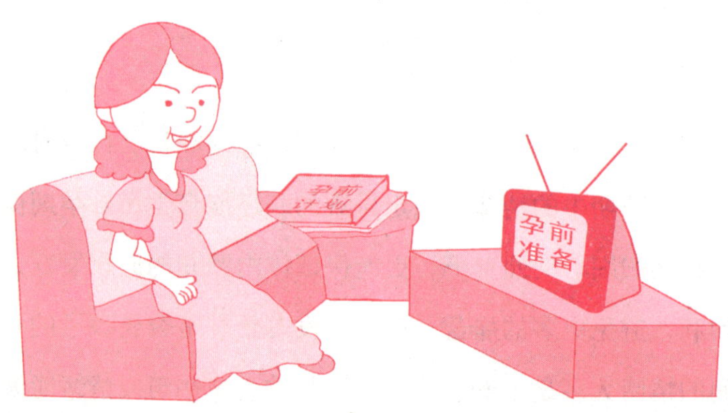

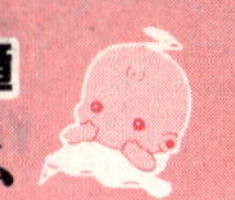

# 怀孕前工作应注意什么

## 远离一次性纸杯危害

一次性纸杯，在我们的工作中无处不在。在拜访客户时，客户往往会用一次性纸杯给你倒杯水以示尊重。在公司里，一些喜欢省事的年轻女性也习惯于用公司预备的一次性纸杯喝水。这些行为，看似讲究卫生，实则不然。很少有人意识到，一次性纸杯对人身体有很大的危害，尤其是准备怀孕的女性，在饮食方面讲究卫生健康的同时，千万不要忘记关注纸杯这个不起眼的盛水工具。

在挑选一次性纸杯时，人们大多首先考虑价格因素，再看纸杯颜色白不白，公司的采购部门在购买这些消耗品时，更不会像我们自己家庭使用一样那么注重这些纸杯的卫生性。而纸杯并非颜色越白就越卫生。有的纸杯生产厂家为了使杯子看上去更白，加入了大量的荧光增白剂。这种荧光物质可使细胞产生变异，一旦进入人体就会成为潜在的致癌因素。此外，不合格的纸杯一般杯身都很软，倒入水后容易变形；有的纸杯则密封性差，杯底容易渗水，使用时很容易被热水烫伤手。

现在市场上的纸杯分别由白卡纸、涂蜡纸和纸塑做成。其中用白卡纸做的纸杯比较安全，但它主要是用来装不含水分的干东西的，不能用来当做水杯。而涂蜡纸做成的杯子，是用蜡浸泡过的，只可以装冷饮，不能装高温的热水，这是因为蜡在40℃左右就会融化，而蜡含有致癌物质多环芳烃。

纸塑杯是现在使用最多的杯子，它的外面是一层纸，里面是一层由聚乙烯塑料膜涂成的薄薄的塑料膜。这种杯子看起来最卫生，其实不然。当长时间不用，或者遇到潮气，各种霉菌就会在杯子的外表面存在，当杯子套在一起时，真菌自然就会污染到其他的杯子。

同时，杯子内部那层薄薄的塑料膜也隐藏着不利健康的化学成分。当遇到高温热水时，塑料膜就会部分融化，致癌物质就会存留在水中，随着饮用水而进入体内。这些细菌和致癌物质，在平常看不出来对我们的身体有多大的危害，但是对于即将怀孕生子的年轻女性来说，能直接危害到胎儿的生长发育，这就需要高度警惕了。

更值得提醒的是，一些小型的纸杯生产厂家，为了节省成本，而采用回收的废纸，经过简单而不规范的处理加工，制成纸杯销售。可见，办公室中小小的纸杯也有着巨大的健康隐患，为了您和胎儿的健康，还是使用自带的杯子吧。

## 男性也应注意办公环境

怀孕不仅仅是女性的事情，丈夫也有一半的责任，在怀孕前，男性就要注意自己的工作是否有利于培育出健康的精子。有些工作，比如有放射性和化学毒剂危险的工作，易产生外伤、过高温度的工作，都不利于精子的健康。

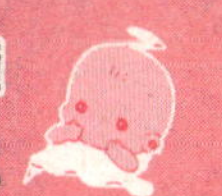

具体来说，男性工作中，过多出现以下情况，会对宝宝的健康产生危害：接触杀虫剂可能导致宝宝的一些先天性疾病；接触溶解剂和碳氢化合物（例如香蕉水和松节油）可能导致宝宝的健康问题；接触碳氢化合物，比如柴油可能导致宝宝的颅狭窄症（一块或几块头骨软骨连接过早闭合），以及尿道下裂（男孩小便是从阴茎下方，而不是从阴茎末端排出）；接触乙烯氧化物、橡胶化学制品、精炼溶解剂、橡胶制品溶解剂的男性，都可能增加女性流产的风险；长时间坐着不动可能导致睾丸温度过高，所以办公室的工作和长途驾驶都会影响男性的生育能力；睾丸受伤会影响产出健康精子或射精的能力。所以如果你的工作具有可能让你受伤的危险，一定要格外小心。

## 不利胎儿生长的工种应调换

我国医学专家曾就夜班和女性怀孕进行过专项研究，他们对一些大型纺织厂轮班作业的女工进行了大范围的调查，发现已婚女性在排卵日前后 3 天的夜班次数，和自然流产之间有密切的关系。也就是说，在排卵日前后 3 天上夜班并怀孕的女工，流产率大于排卵期未上夜班而怀孕的女性。统计数据表明，上夜班次数越多，流产率越高；怀孕后上夜班次数多的女性，流产率也高。可

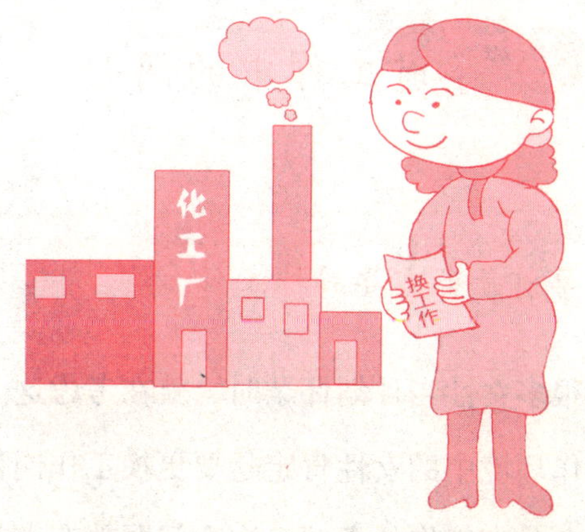

见，夜班工作打乱了女性的正常生理规律，导致激素分泌紊乱。加上疲劳等因素，使胚胎在宫内的生长受到不良影响，从而流产。此外，从事以下工作的职业女性，在准备受孕之前最好调换一下工作：

• 经常接触铅、镉、汞等金属的工作，比如印刷厂。

• 经常接触二硫化碳、二甲苯、苯、汽油的工作，比如装修、加油站。

• 经常接触氯乙烯的工作，比如化工行业。

• 高温、振动或噪声环境下的工作，比如纺织厂。

• 接触放射性物质的工作，比如电脑操作人员、医院的影像工作者。

• 有可能接触到传染病的工作，比如一些医生和护士，需要时常与传染病患者接触，应该避免感染上风疹病毒、流感病毒、巨细胞病毒等。

• 许多农药都已经被证实可以危及胎儿健康，能够引起流产、早产、畸形、智力低下等，所以准备怀孕的女性就不要再接触农药了。

• 压力太大的工作也可引起流产。

## 孕前工作中的问题

### 孕前是否需要辞掉工作

很多女性当计划怀孕时，就在考虑这个问题了。一些处在有毒等污染工作环境中的女性肯定是要更换工作岗位的，这是毋庸置疑的。对于一些办公室工作的白领，这个问题就有点为难了：如果辞职的话，自己

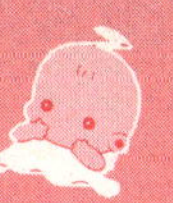

多年辛苦打拼得来的地位和待遇就会失去，甚为可惜；如果不辞职的话，在上下班途中、工作中如果伤到宝宝怎么办？而且，既然计划怀孕了，肯定是已经算好了这是最佳的孕育宝宝的时机了，错过这个时机，对母子更不利了。

其实，工作与怀孕之间，并没有绝对的冲突，主要是看女性的心理要求。一般而言，日常的工作是不会对身体和孕期中的宝宝造成什么不良影响的。但为了怀孕而放弃工作，也是一种选择，并不存在绝对对错、好坏的问题。当然，如果公司不准怀孕、不批给国家规定的产假，这就是自己的合法权利需要保护的问题了。

### 孕前应解决因为孕育而待遇降低的问题

在实际工作中，会出现这样一种情况：在劳动合同书上，或公司的内部规定中，女性怀孕后，公司会降低其原来的待遇。在休完了产假回到公司后，原来属于自己的工作岗位已经换人了，还要自己等待合适的职位。这种情况会让很多女性感到不公平和无奈。这就要具体问题具体对待了。如果是合理的降职降薪，而且事前公司和其本人沟通好的话，就需要改变自己的情绪，在衡量利弊后，再决定是否接受。如果是不合理也不合法的调动，就需要女性有理有据地维护自己的合理权利。而这些，最好在孕前就协商好。

## 孕前应防两种综合征

很多白领丽人的工作环境很优越，高档的写字楼，豪华的办公地点，都体现出了她们不凡的学识与成就。但有时在制定出孕育计划后却发现，经常性的感冒等原来不太重视的小毛病，如今也成了大事情了。她们甚至怀疑，自己体质这么差，会影响到生育吗？

## 空调综合征

其实，办公室的白领们大都有这样的感觉：长期在空调环境中工作，往往感到烦闷、乏力、嗜睡、肌肉疼痛、容易感冒，工作效率和健康状况明显下降。显然，这样的健康状态是不利于生育的。这种情况是怎么造成的呢？

造成这些不良反应的原因是空调系统对室内空气造成的污染所引起的，这就是所谓的“空调综合征”。

我们在使用空调时，房间内一般都关闭门窗，以节约能源。这样的后果是室内空气得不到新鲜空气的及时补充，同时，人员活动产生的废气等有害物质，装修、装饰材料所散发的污染物以及一些致病微生物等不能及时被清除，逐渐在室内聚集、造成污染加重。此外，在夏季，空调房间温度过低时，还会出现空调过冷症，表现为头痛、腹痛、神经痛、易疲劳、易感冒。女性易出现月经失调等生理障碍。

空气中的负离子具有许多良好的健康效应，新鲜空气在通过空调机的风道（尤其是金属风道）时与管壁的碰撞，可使空气中的负离子被吸附或复合而损失掉。空调机的空气过滤器在过滤灰尘和细菌同时，也吸附了部分空气负离子。如空调系统为闭路循环，不引进新鲜空气的时候，室内空气负离子的损失就更为严重，导致室内空气质量恶化。另外，空调系统的冷却水中一般都有一种嗜肺军团菌存在，这种军团菌可随着空气传播，在流感高发季节会导致军团菌病的爆发和流行。人们长时间在空调环境中办公时，感到烦闷、头痛、眩晕、易患感冒、注意力分散、容易疲劳等不良反应就不足为奇了。

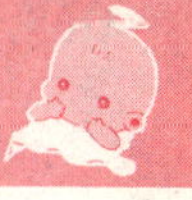

### 病态楼宇综合征

1983 年，世界卫生组织就命名了一种新的疾病：病态楼宇综合征。指的是长期在室内工作的人所出现的头痛、头晕、眼睛刺激、咽喉干痒、过敏、胸闷、烦躁、注意力难以集中等一系列身体不适的症状。

总的来说，室内空气污染的原因是多方面的。除了由于室外大气污染外，室内人员的活动、建筑及装潢材料、办公设备也会释放出一些有害物质。对于使用空调的场所来说，空调的送风管道则是室内空气的一个主要污染源。这些送风管道安装完工后就很难进行彻底的清洗，经过多年的使用，里面就会积聚起大量的灰尘、细菌，甚至会有老鼠、昆虫等常见寄居生物尸体在里面慢慢腐烂，当空气通过这样的管道送到室内并被我们吸入体内后，引起各种健康问题也就难免了。

可见，一直坐在四季如春的办公室里也不是多么幸福的事情。为了你的身体健康，为了未来宝宝的健康，建议你一有机会就打开窗户换换气，工作之余多运动健身吧。

## 孕前环境要安静

近些年来，人们的生活越来越丰富多彩，不管是白天还是晚上，都有各种精彩的活动摆在我们面前。但是准备怀孕的小夫妻们在选择日常活动的时候，应该注意，一定要远离吵闹的环境。

对于大部分噪声，人们都是排斥、不喜欢的，但是也有些年轻的朋友比较喜欢唱卡拉 OK，在 KTV 中的嘈杂环境中，“愉快”地唱歌、跳舞。孰不知，长时间呆在高分贝的噪声区，会对人体产生严重的不良后果。高分贝的噪声会影响女性朋友的内分泌功能，使内分泌失调，影响生殖健康，从而影响到女性朋友的怀孕计划。

所以，女性朋友在孕前应少接触或尽量避免处在充满噪声的环境中，少去KTV，在家里看电视、听音乐的时候，尽可能的把音量关小，让自己的耳朵在舒适的环境中度过。

## 影响生育的大气污染物

### 二氧化硫

以煤和石油为燃料的火力发电厂、工业锅炉、垃圾焚烧、生活取暖、柴油发动机、金属冶炼厂、造纸厂等为主要排放源。

其主要危害有：形成工业烟雾，高浓度时使人呼吸困难，是著名的伦敦烟雾事件的元凶。形成悬浮颗粒物，又称气溶胶，随着人的呼吸进入肺部，对肺有直接损伤作用，会影响人们的呼吸系统。

### 氮氧化物

以煤和石油为燃料的火力发电厂、工业锅炉、垃圾焚烧、汽车等为主要排放源。

其主要危害有：刺激人的眼、鼻、喉和肺，增加病毒感染的发病率，例如引起导致支气管炎和肺炎的流行性感冒，诱发肺细胞癌变；在空中形成硝酸小滴，产生酸雨。在这种环境中，人们会有患感冒、致癌的危险，女性怀孕后易导致胎儿畸胎和流产。

### 一氧化碳

以使用汽油和柴油的汽车、燃料燃烧等为主要排放源。

其主要危害有：与血液中运载氧的血红蛋白结合，结合速度比氧气快250倍，在极低浓度时就能使人或动物遭到缺氧性伤害，轻者眩晕、头疼，重者脑细胞受到永久性损伤，甚至窒息死亡。对心脏病、贫血和呼吸道疾病的患者伤害性大，影响备孕男女的身体健康。

### 挥发性有机化合物

以汽油发动机废气、加油站泄漏气体、油漆涂料厂、家庭装修等为主要排放源。

其主要危害有：在太阳光作用下产生光化学烟雾，对人体有致癌、引发白血病的危险，怀孕后胎儿易发育不良，甚至因污染而导致流产。

### 光化学氧化物（臭氧）

氮氧化物或挥发性有机化合物在阳光照射下发生光化学反应形成的二次污染物。

其主要危害有：臭氧对于动物和人类有多种伤害作用，特别是伤害眼睛和呼吸系统，加重哮喘类过敏症。

### 难闻气味

污水处理厂、垃圾填埋场、化工厂、石油精炼厂、食品加工厂、油漆制造、塑料生产、制砖等为主要排放源。

其主要危害有：直接引起人体不适或伤害；对植物和动物有毒性。

## 汽车尾气等对身体的伤害

有车的女性朋友在享受自驾车带来的舒适、便利的同时，也要注意与汽车有关的环境健康问题，特别是与孕育有关的健康事宜更值得关注。

汽车尾气排放的主要污染物为一氧化碳、碳氢化合物、氮氧化物、铅等。这些污染物并不会全部顺着排气管排出车外，有一小部分会弥漫在汽车内。长时间驾车，又不注意车内的开窗通气时，在这个小环境中自己就会吸入很多的污染物。久而久之，就会对身体产生极大的伤害，易导致胎儿发育不良，出现畸胎、痴呆儿的概率大增。

当车辆处于封闭状态时，汽车发动机运转本身就产生一氧化碳等有害气体，这些气体会流入车体内，危害人体健康。司机在这种情况下吸烟时，使车内的一氧化碳的浓度会高达正常值的30倍以上，可导致头晕、乏力、恶心等症状，严重的还可能发生中毒。很多司机在车内吸烟时，都会打开空调，认为这样就会把烟雾排出车外。实际上，如果空调的进气模式为车外进气（外循环），有害气体还可能会被排出车外一部分；如果空调的进气模式为车内进气（内循环），那么不断增加的有害气体在空调的作用下，会迅速扩散到车内的各个角落。同时，一些真菌和细菌也会在脚垫下、缝隙里滋生，更加不利于孕妇的健康。因此，为了母子健康，有必要经常清洁爱车，并采取措施尽量消除汽车内的污染指数。

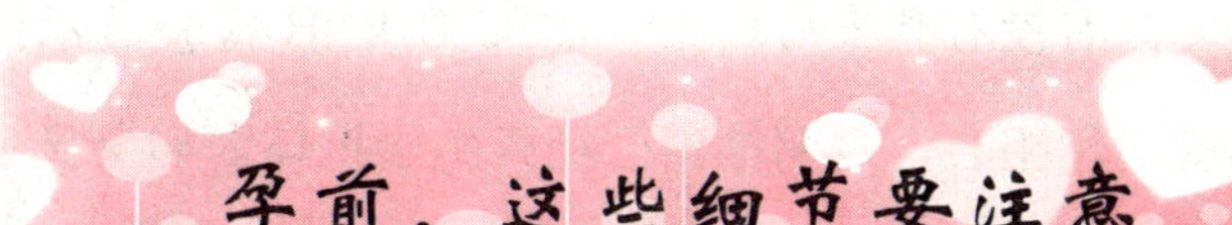

# 孕前，这些细节要注意

## 孕前避免与猫狗接触

近年来，宠物饲养已经成为时尚。但在饲养宠物的同时也要注意宠物自身带有的各种病菌，特别是准备生育孩子的家庭，孕前最好不要接触到宠物。

专家介绍说，几乎所有的哺乳动物和鸟类都能传染弓形虫病，特别是猫，因为感染的猫粪是重要的传染来源。猫粪污染的食物、饮水甚至灰尘，人吃下去都会被传染。事实上，世界各地的弓形虫感染非常普遍。正常人感染弓形虫绝大多数没有症状，或者症状很轻，不知道是什么时候感染的，只有少数人初次感染时有发热、淋巴结肿大、头痛、肌肉关节痛和腹痛，几天或数周后随着人体产生免疫力，症状消失。但是，怀孕妇女感染弓形虫可传染给胎儿，对胎儿影响很大，可引起流产、早产、死胎以及引起新生儿智力低下、脑瘫、视听障碍或出现不同程度畸形。

所以在准备怀孕前，女性应避免接触这些动物，不食用未煮熟的肉类和鸡蛋。尽量避免与猫狗接触，尤其是猫狗的粪便。清洗蔬菜和水果要彻底，除去全部残留的泥土及其他污染物。

另外，饲养宠物的女性在怀孕前，应到医院做一项叫 TORCH 的化验，它能查出体内有没有感染弓形虫。如果 TORCH 检验显示已经感染过弓形虫，那就不用担心，表明体内已经产生了抗体。如果显示从未感染过，则表明没有免疫力，那就要在整个怀孕期间避免接触宠物。如果化验结果显示正在感染，则暂时不能怀孕。如果怀孕 3 个月内，TORCH 检验显示感染了弓形虫，应立即中止妊娠。

弓形虫感染有多种简便有效的药物治疗，如磺胺类加乙胺嘧啶、螺旋霉素等，治疗须按医嘱进行，孕妇感染后及时治疗可使胎儿感染机会减少。

## 影响精子质量的食品包装

现代生活中，越来越多的日常用品，都含有一种叫做邻苯二甲酸酯的化学物质，生活中最经常接触的食品包装中就含有邻苯二甲酸酯。德国专家指出，全球男性在过去几十年发生精子数量减少的情况，都与邻苯二甲酸酯有关。

邻苯二甲酸酯到底是一种什么物质呢？它为什么会影响到男性精子数量呢？

邻苯二甲酸酯是一类能起到软化作用的化学品，它被普遍应用于玩具、食品包装材料、医用血袋和胶管、乙烯地板和壁纸、清洁剂、润滑油等数百种产品中。邻苯二甲酸酯严重影响着人体生育功能的正常，它干扰内分泌，使男子精液量和精子数量减少，精子运动能力低下，精子形态异常，严重的会导致睾丸癌，是造成男子生殖问题的“罪魁祸

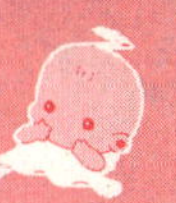

首”。对女性而言，邻苯二甲酸酯不仅会增加患乳腺癌的概率，还会危害到她们未来生育的男婴的生殖系统。

所以，为了减少邻苯二甲酸酯对人体的危害，平时要注意最好不要用泡沫塑料容器泡方便面。在微波炉加热食品时，要把食品放在耐热的玻璃器皿或陶瓷器皿中，不要使用含有邻苯二甲酸酯成分的塑料容器。

## 男性桑拿小心不育症

桑拿，作为一种既时尚又保健的休闲方式，越来越受到人们的青睐。它能够加快血液循环，使全身各部位肌肉得到完全放松，达到消除疲劳、焕发精神的目的。同时它还具有治疗、保健、减肥等功能，对风湿性关节炎、腰背痛等病症也有辅助治疗作用。

然而医学专家警告说，频繁进行桑拿却可能造成男子不育症。这是因为睾丸的温度一般要比人体温度低 3～4℃，这样才能产出正常的精子。而桑拿浴的温度却要比体温高出许多，不利于精子生长，会造成精子活力下降过多从而导致不育。男子不育症中有相当一部分人是由于睾丸温度高于正常温度所致。

当然，偶尔洗一次桑拿还是无碍的，如果已经生育，则不必过多担心，放心享受即可。

## 经期游泳易患妇科病

夏季来临，游泳便成为人们消暑娱乐的一种非常受欢迎的体育活动。游泳不但能消暑降温，而且还能增强心肺功能，锻炼人的意志力。但是，女性朋友们要注意，特殊时期如果不多加注意，很可能引起妇科病。而一旦患上妇科疾病，则年轻夫妇的怀孕大计可能就会受到影响。

最近调查发现，很多女性朋友在游泳后出现月经失调和生殖系统感染等疾病，治疗难且时间长，尤其是经期游泳更容易受到感染。

健康的女性阴道本身便有自净和防御功能，但如果在不卫生的水中游泳，脏水会进入阴道，改变阴道酸性环境，使阴道自身的防御能力下降并可能遭到破坏。在这种情况下，病菌则会趁虚而入，引起各种妇科疾病。经期的女性自身抵抗力本就下降，病菌更容易进入阴道造成感染。有些女性可能认为，经期用上卫生栓就会安全。孰不知，卫生栓被水浸湿后，病菌更容易透过其进入子宫、输卵管等生殖器官，造成生殖系统的感染。经期游泳不但能引起生殖系统感染，还会导致内分泌系统紊乱，最终引起痛经、闭经、经血过多或过少等月经失调症状。

如果确实想游泳，那最好在经期 3 天之后再去。并且在游泳后用清水彻底冲洗并擦干身体，保持皮肤和外阴的清洁。

除了游泳，在经期也不要进行盆浴，洗盆浴也有可能增加妇科疾病的感染机会，应尽量使用淋浴。女生朋友在备孕期间一定要注意这些问题。

## 避免辐射和接触毒品

研究发现，化学毒物、药物或有害物质，可导致精子、卵子的变异，引起胎儿的畸形。因此，有孕育计划的夫妻在孕前半年就应停止接触任何有毒或有害的物质。

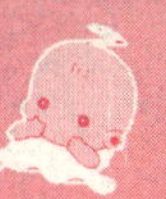

## 毒品

毒品是最直接导致胎儿异常的因素。夫妻任何一方吸食毒品均可影响精子、卵子和胚胎的发育，造成胎儿宫内发育障碍或死胎。孕妇吸毒，还会诱使胎儿在宫内染上毒瘾，出生后难以存活。因此，为了孕育一个健康可爱的宝宝，请远离毒品！尤其是女性朋友，如果你还想做妈妈，还想过一个正常女人的生活，那就赶快远离毒品！

## 电磁辐射

近年来，各种电子电器设备在给我们提供快捷便利的同时，也带来了不可忽视的“隐形威胁”——电磁辐射。

国内外权威机构和专家普遍认为电磁辐射对生殖和泌尿系统的影响非常明显，尤其是对于男性生育功能的影响。因为，男性的染色体与女性相比较为脆弱，更容易引起免疫系统的改变，且男性生殖细胞和精子对电磁辐射则更为敏感。染色体、精子和卵子是直接关系到生育的关键因素，哪怕受到轻微的伤害，都会直接影响到后代的健康。

如果长期受到高强度的辐射，轻者使人产生头痛、失眠等神经衰弱的症状，重者会使精子和卵子的质量降低，甚至导致孕后宝宝发育缓慢、畸形率增高，增加流产的概率。

由此可见，电磁辐射对人类生殖能力和孕育环节的伤害。因此，人们应该尽量减少与电磁波接触的机会，尤其是孕前男女，应依据电磁辐射危害的轻重，在计划怀孕前1~2年进行防护。

那么该如何尽可能地避免电磁辐射危害呢？

**电脑**。电脑作为现在生活和工作中不可缺少的电器，与人们的接触是不可避免的。使用电脑时，最好在显示器前配备质量较好的防辐射屏，并且与电脑屏幕应保持最少50厘米的距离。再者，尽量别让屏幕的背面朝着有人的地方，这是因为电脑辐射最强的就是背面。

对于工作紧张而忙碌的人群来说，抵御电脑辐射最简单的办法就是在每天上午喝2~3杯的绿茶，吃一个橘子。茶叶中含有丰富的维生素A原，它被人体吸收后，能迅速转化为维生素A。维生素A不但能合成视紫红质，还能使眼睛在暗光下看东西更清楚。因此，绿茶不但能消除电脑辐射的危害，还能保护和提高视力。如果不习惯喝绿茶，菊花茶同样也起着抵抗电脑辐射和调节身体功能的作用。

另外，长时间使用电脑会使眼睛不适，视力下降，容易疲劳。因此，在日常饮食中应多吃一些对眼睛有益的食物，如鸡蛋、鱼类、鱼肝油、胡萝卜、菠菜、地瓜、南瓜、枸杞子、菊花、芝麻、萝卜、动物肝脏等。

**微波炉**。快节奏的生活下，越来越多的人选择使用微波炉作为烹饪的必需用品之一，在时间紧凑的早晨，用它做出简单的早点，或者是在忙碌了一天后，用它来加热一些熟食。

然而，在方便生活的同时，它也有着不可忽视的缺点——辐射。

据测定，微波炉在工作时，会产生很强的辐射。当人体与工作中的微波炉距离很近时，可能会因受到过量的辐射而产生头昏、睡眠障碍、记忆力减退、心动过缓、血压下降等状况。所以，日常使用微波炉的时候应注意与其的距离。

另外，微波炉应该放在干燥通风的地方，尽量不要与家中其他家电摆放在一起。在使用后，还要做好清洁工作，以避免微波泄漏，对人体造成危害。

**电视**。虽然目前市场上有越来越多的新型电视机打着“低辐射”、“不伤害眼睛”的旗号，但长期坐在电视机前肯定是不健康的。资料显

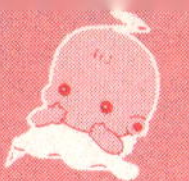

示，电视机内显像管能产生一些 X 射线，对空气和周围物品都有电离辐射作用。尽管此种射线量在安全剂量之内，但长时间、近距离地观看电视，还是会使身体受到射线的伤害，如头晕、失眠、白细胞数量减少等。

想生育的女性更应少看电视，在收看时也应保持一定的安全距离。一般情况下，看电视的距离要保持在 1.5 米以外，并且时间不要超过 2 小时。在选择电视机时，也最好选择液晶电视。

**冰箱**。现在，冰箱已经成为家庭生活中必不可少的家用电器之一。虽然冰箱的辐射很小，但也应了解怎样才能更少地受到冰箱的辐射伤害。首先，要把冰箱放在厨房里。其次，在冰箱工作的时候尽量避免接近它。最后，一定要保持冰箱内外部的清洁，及时清理冰箱内部杂物及散热管上面的灰尘。

**手机**。对现代人来说，手机是再也离不开的一种工具，而手机辐射也是被大家公认的对人体健康带来影响的重要因素。当手机刚接通时的瞬间功率相对较大，辐射也相应的较大，所以手机刚接通时，最好先远离头部片刻，而后再进行通话。还有要注意通话时间，尽量做到“长话短说”，缩短头部与手机的接触时间。睡觉的时候，还应注意不要把手机放在床头。尤其是打算怀孕的女性朋友们，更应尽量减少手机的使用时间。

## 孕前做好经期卫生

月经来潮时，如果女性朋友不讲究卫生，很容易引起各种妇科疾病。严重时，还可引起功能性子宫出血等。这些疾病很有可能导致不孕。

月经是女性的正常生理现象，在经期，子宫内膜脱落、出血，子宫口稍稍张开，阴道内的酸性分泌物被经血冲淡，使生殖器官的抵抗力下降。在此期间如不多加注意保护，很可能会引起生殖系统疾病，如月经紊乱、痛经、闭经、经血过多或过少等情况。月经不调则对生育功能有着不可忽视的影响，因此女性孕前更应重视经期卫生。

那么，经期卫生应注意些什么呢？

首先，要使用干净的月经带或卫生巾。月经带要柔软、易洗，用过的月经带要及时清洗干净，最好能晒一晒，然后用干净的布包好。卫生巾要选用正规厂家生产的，结合自己的体质预防过敏。应勤换卫生巾，防止细菌滋生。

其次，要保持阴部清洁，清洗阴部时最好使用淋浴，不可盆浴，防止脏水进入阴部引起感染。还要注意擦洗阴部的毛巾的清洁度，最好有专用毛巾擦洗阴部。清洗时要注意不要用碱性强的肥皂。高锰酸钾有很强的杀菌作用，常用于外阴、阴道、尿道、肛门疾病的冲洗或坐浴，但长期使用会造成皮肤干燥、粗糙、脱屑、裂口等，因此平时不必使用高锰酸钾清洗外阴。

最重要的，经期一定要注意保暖，避免寒冷刺激引起不适。月经期间盆腔充血，如果突然受冷会使血管收缩，引起经血量减少、痛经或闭经。因此要特别注意保暖，不要淋雨，不要洗冷水浴，更不可在经期游泳。

月经期间，应避免参加重体力活动。重体力活动不但使身体更加疲劳，抵抗力下降，还能引起经血量过多、经期延长。但适当的活动还是有益的，可以促进血液循环，使月经通畅。

最后一点，经期一定要注意营养和睡眠，避免进食生冷、辛辣等刺

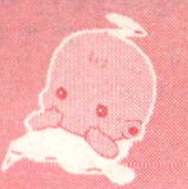

激性食物，多喝开水，以免引起子宫充血。

除了经期，平时也要注意保持卫生，尤其是阴道清洁。平时，一定要养成良好的卫生习惯。内裤要选用棉质、透气的，可以及时散发湿气，保持阴部的清爽。每天都要对外阴和肛门进行清洗，要选用性质温和、刺激性小、不含香料的肥皂。经常观察阴道内的分泌物，查看分泌量、颜色是否正常，是否有异味等，只要分泌量不多，颜色不混浊，属于白色或是微黄色，没有异味，就无需担心；如出现异常，应立即前往医院就医。

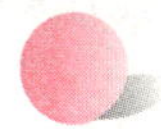

## 孕前缺碘影响胎儿发育

碘是一种活泼的具有氧化剂作用的非金属元素。人体内碘营养不足称为体内碘缺乏。

碘与人的生长发育和新陈代谢关系密切，特别是对大脑的发育起着决定性的作用。如果我们生活环境的土壤中含碘量少，那么生长在这种土壤上的植物以及动物的含碘量也会减少，而我们长期在这片土地上食用含碘量少的粮食和肉类，也就会出现碘营养不足，健康就会受到影响，尤其是女性和儿童。一个正常成人，每天只需从外界获得150微克左右的碘就足够了。当每日碘摄入量低于50微克时，就可出现各种疾病，如地方性甲状腺肿、地方性克汀病、地方性亚克汀病以及影响到生育出现不育症、早产、先天畸形儿等。这些病统称为碘缺乏病。

那么，如何知道自己是否缺碘以及如何预防缺碘呢？

最简单的方法是进行尿液中碘含量检测检验。孕前女性可在体检时进行尿检验，来确认自己是否有缺碘状况。如果检查发现缺碘，应在医生指导下，及时采取补碘措施，以避免孕后胎儿智力受到伤害。其实，碘缺乏病应以预防为主，补碘最基本的方法是食用碘盐，只要正确地食用碘盐，就可以有效地预防碘缺乏病。食盐加碘会影响正常人的身体健康吗？这个问题在提出把碘加入食盐时就已经进行了研究，从国外的经验来看，并没有发现食用碘盐会给不缺碘人群带来不良反应。所以，碘盐是可以放心食用的，不用担心会给正常人的身体带来不利影响。

虽说食用碘盐不会对身体造成伤害，但在使用时也应有所注意。因为碘元素及其同族的其他元素在高温、潮湿环境，或遇到食醋等酸性物质，就很容易挥发掉，所以在购买碘盐时应选购小塑料袋包装的、印有指定商标、贴有碘盐标志的碘盐，使用后应把剩余的碘盐存放在阴凉、干燥、远离炉火的地方。

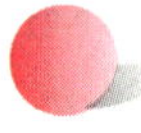

## 男性应在生活中注意什么

孕前，不只是女性需要注意生活中的一些问题，男性也应呵护自身健康。

一项调查显示，现在男子患不育症的日益增多，而且城市高于农村。男性精液不液化、少精、无精、性功能障碍等疾病正在逐年上升。究竟是什么原因导致男性不育症的发生率越来越高呢？

### 性生活不洁

现在生活越来越开放化，存在着许多诱惑，有些男性抵制不住诱惑而发生婚外性行为或“一夜情”。如此不洁的性生活会直接导致淋病、梅毒乃至艾滋病等恶性疾病的发生，这些病症严重损害了男性的生殖功

能，并且有可能将疾病传染给妻子，不仅损害了身体健康，造成无法孕育，甚至破坏了美满的家庭。

### 环境污染

汽车尾气、工业废气等环境污染使男性性功能衰退，精子发生畸变，长时间处在这些环境中，导致男性细胞发生突变，是男性不育的主要原因。另外，蔬菜、水果上的农药残留也会使精子活力减弱，造成不育，甚至引起胎儿畸形。

### 吸烟喝酒

研究发现，吸烟男性的精子数目比不吸烟男性少，而不完整的精子数目却比不吸烟的人高得多，且酒精可使精子畸形、活力降低，这些都会导致胎儿畸形。虽说现在只有少数男人是不吸烟不喝酒的，可是为了孕育健康聪明的宝宝，还是请男性在计划生宝宝前半年到一年就戒烟戒酒。

### 久骑赛车

骑赛车时人体重心前倾，会阴部和睾丸、前列腺紧贴在坐垫上，受到长时间挤压后会缺血、水肿、发炎，影响精子的生成以及前列腺液和精液的正常分泌而致不育。

以上原因都是影响男性生育的重要因素，男性切莫粗心大意。

## 手机放胸前影响怀孕

现在市场上手机款式越来越新颖，也越来越轻巧时尚，很多时尚女性都会选择一款中意的手机配上美丽的饰品挂在胸前。然而，手机挂在胸前会对心脏和内分泌有着直接影响，尤其对孕妇健康不利。

不少人都有过这样的体验，当在电脑或电视旁边用手机接打电话时，电视会出现杂音，电脑屏幕也会抖动不止。这就是手机辐射的作用。心脏本身存在生物电现象，而手机辐射也是一种电子传递，当手机贴近心脏时它们之间就有可能相互影响，尤其是对于那些装有心脏起搏器的人，电磁辐射还会干扰起搏器的工作。

虽然目前还没有资料显示手机辐射对心脏到底有多大影响，但使用者还是应多加注意。平时手机应远离心脏，尽量使用耳机等免提装置接打电话，手机开启的瞬间要远离身体。一定要买合格手机，不要买那些价钱便宜的水货或不合格手机，因为它们的辐射值往往超标。

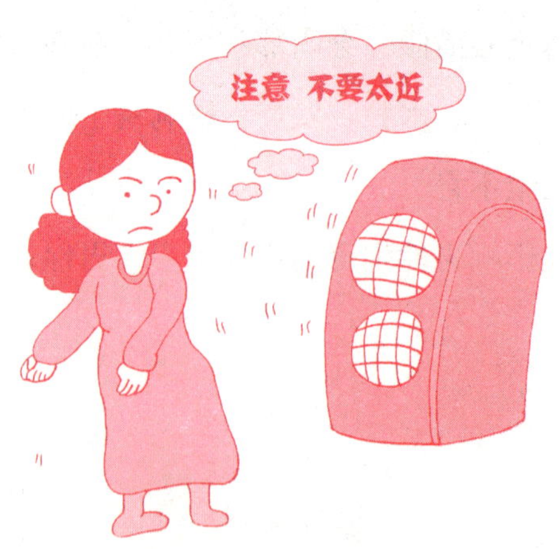

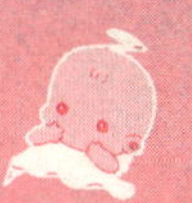

# 怀孕前的穿着打扮问题

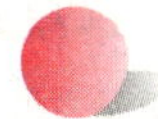

## 选择适合自己的帽子

孕前如何让自己穿得舒服很重要，而如何让自己戴得舒服也很重要。怎么戴，戴什么帽子才能既美观又健康呢？让我们一起来看一下吧。

帽子具有遮阳防晒、御寒增温、装饰防护等作用。帽子种类很多，选择时也很有讲究。

一般情况下，先要根据脸形和身材来选择适宜的帽子，像圆脸的人戴宽大的鸭舌帽会显得脸小，尖脸的人戴圆顶帽则比较合适。从身材方面来说，高个子的人为了避免给人带来头轻脚重的感觉，应以大帽子为主，矮个子的人正好相反。

在炎热的夏季，很多女士外出时都选择戴一顶遮阳帽来抵抗炎炎烈日。那么，在遮阳帽的选择上应注意什么呢？首先，是遮阳帽的透气性。夏天容易出汗，如果帽子的透气性不够好，就会使人产生闷热感和不适，使身体状态下降。其次，在颜色的选择上以白色为宜，因为白布对热辐射线的反射能力最大，吸收辐射线亦最少，是非常合适的遮阳帽制作材料。

冬季戴帽子有很多好处，在预防感冒、抵御寒冷的同时还对头部起到了保护作用。中医有“头为诸阳之汇”之说，因为头部是全身阳气汇集之处。“寒”邪是冬天的主气，是一种阴邪，最容易伤人阳气。如果头部受寒，就会造成血管收缩，轻则感到头昏、头痛，还会导致头发的营养失衡和自然脱落，严重时还可能引起心肌缺血，猝死也时有发生。所以，患有心血管病、呼吸和消化系统等慢性疾病的备孕女性，冬天出门还是戴顶帽子好。

介绍了帽子对人们健康的保护后，再来谈一下如何选一顶适合自己的帽子。选戴帽子时，要与各人的肤色、体形、脸形、年龄、身材服装相协调，才能充分体现美、风度、气质和健康卫生的要求。买帽子时一定要多试戴，在镜前要前后左右多转动，选择一顶最适合自己的。另外，不管戴帽子的目的是什么，戴帽子一定要讲究健康卫生，不要乱戴。戴帽子就戴自己的帽子，不要戴其他人的，因为帽子直接接触头部，和头发及头皮都有接触，如果其他人头上有皮肤病，随便戴其帽子就会通过帽子传染给自己。

选择帽子还要注意松紧度，太紧的帽子会妨碍头皮的血液循环，容易引起头痛，而太松又容易掉下来，造成不必要的麻烦。当你挑选好一顶合适的帽子后，还要看一下帽子的制作材料是否容易引起过敏，以防日后引起过敏反应。

## 颈部保暖不可忽视

很多疾病都是因为寒冷、受冻引起的。而颈部是容易让人忽视却又很重要的部位。为了能以健康的身体备孕，我们也要注意一下颈部保暖

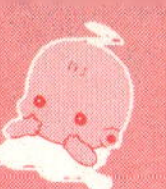

的问题。

天气变冷后，很多人会多穿些保暖衣裤来取暖，却往往忽视了颈部的保暖工作。颈部的保暖对全身的健康有着举足轻重的作用。

颈部保暖可以有效预防颈椎病的发生。由于生活习惯和工作压力等原因，现在越来越多的人存在着颈椎问题，尤其是天冷后，更是感觉到颈部疼痛、僵硬，头晕，肢体麻木等。

中医认为，风、寒、暑、湿、燥、火是致病六大因素，其中风寒之邪居前两位。颈部充满血管，在冬季，稍不注意就会让寒邪之气侵入颈部，导致颈椎疾病。

美国医学研究发现，在人体中，大脑的血液需求量和氧气消耗量都是最高的，其中新鲜血液的需求甚至比其他器官多20倍。而且大脑还是人体中最脆弱、最易受伤害的部位。一旦大脑的血液供应发生中断，血液和氧气不能及时供给，不到5分钟就能让人昏迷，时间久些甚至会有生命危险。尤为严重的是，大脑受损是不可逆的，外力的打击造成的脑内血液充积就会伤害到人体的某些功能区域。而人体的颈部正是保证大脑血液和氧气输送的生命通道，它的畅通与否至关重要，只有供血充足，才能维持大脑乃至人体正常的功能。

颈部的保暖，是促进补充脑组织代谢消耗的好方法。当大脑获取的血液、氧气和营养越充足时，思维功能就会发挥得越充分。在冬天里，采取措施保持颈部温暖，例如戴上自己喜欢的围巾，既美观又能使颈部免受风寒的侵袭，可有效避免肌肉、血管等软组织受冷，血流量减缓，向大脑供血不足的情况。可以说，一条美丽的围巾就能最大限度地保证你敏捷的大脑思维和正常的工作，这也许是很多年轻女性不会想到的吧。

了解到了一条小小的围巾就能给我们带来如此多的好处，那该怎样挑选一条适合自己的围巾呢?

从身材上来说，个子不高且胖、胸围较大的女性宜选用颜色较深、色调单一的宽松类针织或丝绸围巾。而身材瘦小的女性应选择暖色、简洁、朴素的围巾。胸围不大的女性，应尽量选用质地柔软、蓬松，给人以厚重感的围巾。

从肤色上来看，脸色发黄的人不宜选用深红、黄色、深紫等颜色，应选择浅黄、粉红等浅色柔和的围巾。肤色较黑的女性应以淡红、玫瑰红等颜色为宜，暗色调的围巾使这类人看起来显得更黑。皮肤白皙的人则比较随意，深色更显白净，浅色则彰显柔和。

## 备孕夫妻如何选衣

为了能怀上一个健康的宝宝，备孕夫妻要从各个方面提前做好准备。穿衣打扮更是不在话下，应尽量做到万无一失，这样才能为胎儿的到来提供有力保障。

在准备生育后代的家庭里，丈夫应该避免穿紧身裤。这是因为，紧身内裤和牛仔裤会压迫男性的生殖器官，影响睾丸正常发育。而且，过紧的裤子透气性一般不太好，尤其是在夏天，过热的环境下，精子的生存将受到影响，影响男性的生殖能力。

妻子在着装方面，也应穿着宽松舒适的纯棉衣物，一定要远离紧身衣、束身衣。这样才能使身体处于较为自然、松弛的状态下，有利于保持身体健康。

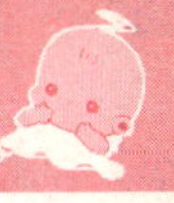

## 孕前如何呵护胸部

乳房作为女性特有的第二性征，在展示着女性形体曲线美的同时还担负着哺育下一代的任务。研究发现，处于妊娠期和哺乳期的女性激素分泌增加，会使乳房发生各种肿瘤，同时会加速肿瘤发展，尤其是怀孕时，体内激素的变化会促进癌细胞的加速生长，造成肿瘤长大并转移。

因此，孕前进行乳房检查就很有必要。如果孕前发现乳房肿块就应先治疗再怀孕。

### 隆胸手术会影响怀孕吗

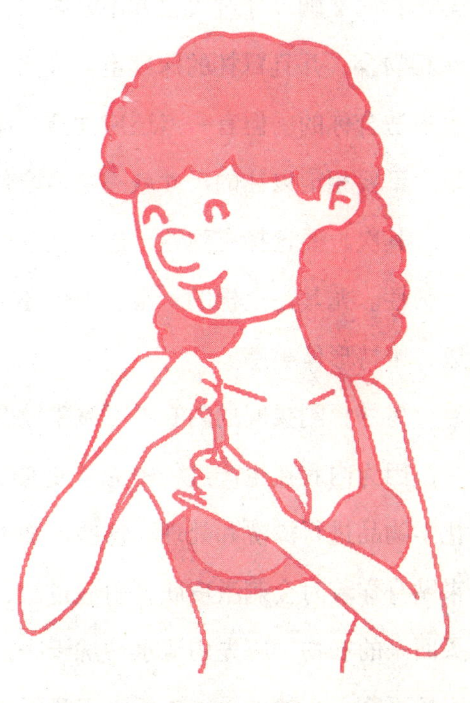

现代女性为了体现自己的形体美，越来越多的女性选择了隆胸手术。那么，对于还没孕育过宝宝的女性来说，隆胸会不会影响日后怀孕及哺乳呢？

就目前美容整形的医疗水平以及材料来说，隆胸手术基本上还是安全的，而且也不会影响到以后的哺乳。但如果因为隆胸的假体产品质量有问题或是受到外力创伤，从而使假体渗入乳腺组织，很可能会引起炎症。此时如果治疗不及时或没得到妥善处理，就很可能会影响日后哺乳问题，导致乳汁分泌和排泄不畅等。

所以说，女性如果真有隆胸需求，一定要选择正规美容医院，以减少隆胸的风险和日后对身体的影响。

## 文胸的选择有讲究

选择一款最贴体、最适合自己的文胸，也是保护胸部健康的重要因素。

首先，要选择尺寸合适的文胸。现在市场上的文胸尺寸一般是根据罩杯的深度来进行定位的，但这并不是全部标准。如果文胸尺寸太小，容易使胸部受到挤压，造成胸部的完整造型被破坏，会使穿着者感到很辛苦；而文胸尺寸过大也并不是好事。只有文胸与穿着者的乳房圆周边缘相吻合，并且罩杯的深度也与乳房的丰满度相适应，那么这个尺寸就是最适合你的。但有一点还应注意，胸部的尺寸并不是完全不变的，所以，不要相信以往的尺寸就一定适合你。

其次，要选择有弹性、透气性好的文胸，像全棉的、真丝的，就很有弹性。尤其是全棉的，富有弹性还不容易变形，能很好地保护胸部健康，维持形体美感。

另外，刚买回的内衣不可拿来就穿。

因为内衣在生产过程中为了使衣物更加富有美感，常常会使用各种化学物品进行漂洗和处理，这些添加剂对人体虽不至于有大害处，但用来贴身穿着时会刺激皮肤，引起过敏，导致皮炎或皮肤瘙痒。所以，刚买回来的衣物，应先用清水冲洗干净，最好能在清水中浸泡 2 小时，晾干后再穿。当然如果能在阳光下晒干更好，阳光是最好的杀菌武器。

内衣清洗时，尽量选择手洗，不要机洗。放入清水后滴入洗涤剂，浸泡过后就可以进行搓洗了。容易掉色的内衣要单独洗，以免沾染颜色。洗完后应马上晾干，长时间处于湿润状态的内衣很容易滋生细菌，

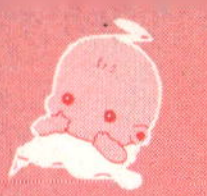

给身体健康带来不利影响，不利于优生优育。

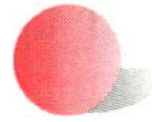

## 别让腰带伤害女性健康

女性的腰部与生殖系统有很大的关系。若腰部受损，则很有可能影响到生殖系统，对怀孕造成不利影响。

由于特殊的生理构造，女性骨盆较男性宽。骨盆是由髋骨、骶骨和尾骨三部分组成。分膈是封闭盆骨出口的主要结构，由肛门肌和尾骨肌以及覆盖其上、下面的盆膈上、下筋膜构成，起着承托盆腔内器官的作用。骨盆具有保护内脏，承受并传导重力等作用。生殖器官居骨盆腔之中，对女性而言，其还构成骨产道，与生殖系统关系密切。

日常生活中，女性如果为了追求纤纤细腰而扎紧皮带或使用腹带束腰，强求自己的体形，使骨盆长期受到压迫，迫使腹内压力增高，久而久之，则会导致消化系统功能下降，轻者食欲减退、腹胀、反酸，重者会出现胃、十二指肠溃疡，更加严重的还会造成子宫移位、输卵管粘连等妇科疾病。所以，为了你的健康，女性请不要把腰带扎得过紧。

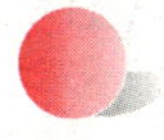

## “春捂秋冻”不应过度

俗话说：“春捂秋冻”，意思是说在春夏之交、秋冬之交，不要急于增减衣服，这样能够增强人体对气候变化的适应能力，保证身体健康。

但是，春捂秋冻也是要有限度的，不可太过。尤其正在积极准备怀孕的女性，若是过于“春捂秋冻”，则有可能损害健康，不利优生优育。如果在春末天气已很炎热时，还穿得很厚，使人动辄流汗；或者在秋末天气很凉时，还穿得很薄，把人冻得瑟瑟发抖，超过了人体所能耐受的寒冷程度，这样反而会引起疾病。

在夏季渐渐到来时，早晚较凉，而中午却偏热。此时，可以穿上适宜的套装，以便在一天中天气变化时及时增减衣服，使人始终处于舒适的衣物环境中。

至于秋冬交季时，时不时会有秋闷的天气，说冷就冷，很难把握穿衣的尺度。这种情况下，不妨里面穿一件薄一点的羊毛衫，外面穿上一件较厚的挡寒的外衣，外衣可避风寒，工作时只穿羊毛衫就可以了，既方便又实用。另外，对于女性来说，风衣会增添不少动人的气质，有御寒和美化的双重功效，是爱美女士衣橱中必不可少的物品。

总的来说，秋冬之交或者春夏之交，要随气候变化适当增减衣服，以自己感到舒适为最好。

## 孕前不宜久穿紧身内衣

在追求形体美的今天，紧身内衣越来越受到女性的喜爱，它既能展示出女性美，又不妨碍女性身体活动，反而使女性更加挺拔。这样看来，紧身内衣受到追捧也不是没有原因的。但紧身内衣在塑造女性形体的同时，也带来了一些烦恼。

研究发现，长时间的穿着紧身内衣会使腹部微循环改变，导致内脏和神经系统处于紧张状态，时间一长便会引起便秘、头痛、痛经等。束腰还会使下肢血液循环减弱，出现下肢静脉曲张和水肿。而束胸主要束

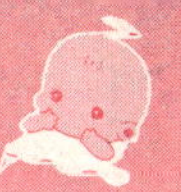

缚的是乳房，使乳房血液流通不畅，乳腺纤维和乳腺管长期受压，长时间束胸更会严重影响呼吸，致使全身供氧不足。

所以，内衣应选择宽松的棉织品。透气性能要好，内层为棉质，背带和胸带不可过紧，以免压迫肌肤，使肌肉受损。内裤也应谨慎选择，要有弹性，吸汗性能要好，还要根据臀围进行选择，合适的内裤才可达到塑体的目的。

穿紧身内衣对于男性来说同样也是不好的。由于腹部、阴囊部、臀部都被紧紧包住，透气性、散热性、散湿性都不好，使阴部被紧压且湿热，会影响睾丸产生精子的功能，甚至因此造成男性不育症。由此可见，紧身内衣对身体健康有害无利。

## 选择舒适的鞋袜

鞋子是必不可少的生活日常用品，如果没有鞋子，我们的双脚将受尽磨难。所以一双鞋子给我们的双脚带来无尽的益处，但这也仅限于适合我们双脚的鞋子。

而对于准备怀孕的女性来说，一双合适的鞋袜能起到意想不到的保健作用。如何才能选购一双适合我们，并给我们带来舒适的鞋子呢？

首先，鞋子一定要舒适。我们每天都在走路，双脚承受着身体的重量，担负着移动的使命，而鞋子则是帮助我们缓解移动负荷的重要的因素。一双合脚的鞋子会让你走路更加轻盈快捷，而不合脚的鞋子不只会让走路变得艰难，长时间穿着不合脚的鞋子甚至会损害到我们健康。

俗话说，鞋子合不合脚只有自己知道。所以，试穿鞋子就尤为重要。

试穿之前，先检查一下鞋子是否污损，鞋底是否柔软，有足够的弹力，弹力越大，品质越好，穿起来越舒服。鞋底过硬虽然可以使脚部不会太累并能防止足部受伤，但是却加重了脚踝和膝盖的工作，容易导致脚踝和膝盖的磨损。接下来就是正式试穿，这时不要只试以往鞋码的鞋子，大一号和小一号的均要试一下，有时不同的鞋子因款式不同，尺寸也会受些影响。合适的尺码应该是脚尖到鞋头间还有一丁点的空间，太紧的鞋会使脚趾被狭窄的鞋头挤压，血液循环将受到影响，极不利于身体健康。

大多数人的双脚大小不完全一样，有的鞋子左右尺寸也不完全相等。所以，试鞋时最好两只鞋子都试穿，并且稍微走几步路，看看效果如何。尤其是高跟鞋，一定要多试穿几种尺码的鞋子，不合适的高跟鞋很快会导致水疱和大脚趾发炎、长硬茧和鸡眼等。这些脚部问题可能为你带来很大的痛苦，甚至于你必须放弃穿高跟鞋。最理想的鞋跟高度是3~5厘米，平跟并不是最理想的鞋跟高度。而鞋跟高度于5厘米时，脚尖要承受大部分的身体重量，同时身体前倾，造成脚趾骨头、脊椎骨变形。

另外，双脚在下午的时候会膨胀，所以应当在下午或者晚上经过一段时间的步行之后再去买鞋子，这时脚已经完全膨胀了并接近最大尺寸，这样试穿出来的鞋子才更合适。

鞋子选好了，袜子也同样要好好选择。首先，要选择透气性好，且吸湿的棉袜或线袜，这样可以保持脚部干爽，脚部出汗后不会感觉油腻难受。其次，不要穿潮湿未干的袜子，因为袜子受潮后，湿袜中的水分就会挤掉袜子纤维中的空气，使脚部保暖性降低，对脚和身体健康来说都是不利的。

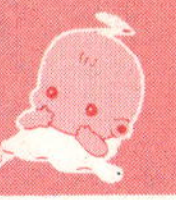

## 孕前应该如何化妆

现在的市面上各种化妆品让爱美的女士挑花了眼。但准备怀孕的女性朋友在挑选化妆品时要谨慎，小心其中的化学成分会损害我们的健康，为迎接怀孕带来不必要的麻烦。

### 肥皂

洗脸肥皂因碱性过大会刺激皮肤，还会过多地洗去皮肤的油脂，使皮肤变得干燥紧绷，对爱美的女士尤为不利。应该使用柔和的中性洗面奶或香皂为宜。

### 乱用丰乳霜

现代女性为了追求胸部的“伟大”，经常使用“丰乳霜”以达到效果。却不知“丰乳霜”大多含有雌激素，用它涂抹乳房，在短期内可起到增大乳房的效果，一旦停用效果便会丧失。如果长期使用，其雌激素就会通过皮肤吸收，使体内的雌激素水平升高，破坏体内激素平衡，导致子宫内膜过度增生，月经量增多，皮肤色素沉着，诱发乳腺病，损害肝、肾等脏器。所以，在选择丰胸方式的时候，应多了解其产品成分，不要为了追求一时的效果而使身体受损。

### 烫发、染发

烫发所使用的药剂成分一般以硫化乙醇为主，用它烫发容易使头发棕黄、发脆、脱落。而新兴的电烫则是把碱性很强的氨水涂在头发上，然后经电定型，这同样会伤害毛发外层保护层，使毛发失去光泽。使用烫发药品过频，会减少毛发中色素的含量，最后甚至使黑发变白。其中的化学成分还有可能通过皮肤渗入体内，对怀孕造成不利影响。

而大多数染发剂中都含有过敏原对苯二胺，对苯二胺可能造成皮肤发痒、红肿，甚至湿疹等过敏症状。一些染发剂中还含有致癌物质芳香胺类化合物。染料经皮肤、毛囊进入人体，然后进入血液，染料浓度过高或染发频率太高会破坏血细胞，从而成为淋巴瘤和白血病的致病元凶，不利于怀孕。如果一定要染发，要尽量减少染发的次数和频率，并在使用前进行过敏测试，以确保不会对染发剂中的化学成分过敏，避免对身体造成更大的伤害，影响怀孕计划。

### 脸上乱涂化妆品

化妆品已经成为女性生活中不可缺少的一部分，它可以美化女性的容貌，保持皮肤和毛发的最佳状态，增添了女性的美感和魅力。但是，化妆品也不是随便使用的，使用不当会引起皮肤、黏膜、毛发的损伤或疾病，即化妆品皮肤病。很多女性认为，化妆品价格越贵越好。其实，化妆品越高档，其中香料等所含成分就越复杂，过敏机会也就越多。为了避免因使用化妆品而给肌肤带来不必要的负担，可在使用前先做一下过敏测试，24 小时后皮肤没有出现红肿、水疱、发痒等不良现象，则可放心使用该产品。

### 唇膏使用不当

进餐时如果没有把唇膏擦掉，虽然不会对身体造成大的危害，但唇膏里含有的色素，长时间使用会产生蓄积，对机体造成潜在性危害，因而在进餐前最好把唇膏擦掉。因唇膏直接与皮肤与唾液接触，所以应避免与别人同用唇膏，以免传染疾病。

### 女性留发过长

一头美丽的秀发，可以展示出女性的魅力，但在很多工作中女子留发过长却隐藏着不安全因素。例如，纺织、机械、卷烟、建筑等行业，头发过长，会给工作带来不便，还会对女工的人身安全构成威胁。所以在这样的行业工作时须戴安全帽上岗，要求把长发盘进工作帽中，以保安全。但是，即使把头发盘了起来，在长时间紧张工作时还是存在头发松开落下的危险，如果头发被卷进机器中，后果将不堪设想。

即使从事非危险性行业，女性也不宜留发过长。头发会大量吸收人体营养，如果头发过长，人体供给头部的营养大量被头发吸收，脑部营养就会缺乏。

另外，也不宜把头发扎得太紧。扎发过紧会使头发的根部受拉力过大，容易脱落。时间久了，头发会因脱落而变得越来越稀少，不仅不美观，还会导致早秃。长期让头发处于紧张状态，还可引起头皮神经过度疲劳，造成头晕及头痛。

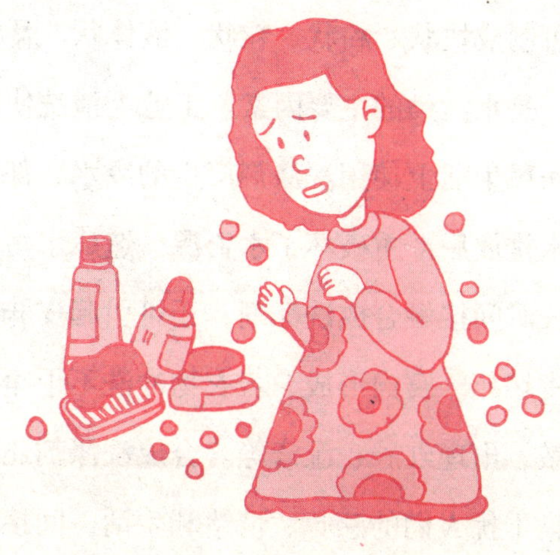

# 孕前，必须知道的家庭污染

## 洗涤剂危害人体健康

近年来，合成洗涤剂的品种越来越多，功能也越来越全面。比较常用的合成洗涤剂有洗衣粉、清洗剂、洗发剂、餐具洗涤剂、洁厕剂等。合成洗涤剂的主要成分是表面活性剂和助洗剂，表面活性剂以阴离子型最为普遍，助洗剂主要包括：三聚磷酸钠、硫酸钠、香料、荧光增白剂、蛋白质分解酶等。

合成洗涤剂可制成块状、粉状、粒状、液体状、膏状产品。合成洗涤剂的大量使用，是水污染的主要因素。工业上清洗使用后的废水、洗衣工厂的废水、居民生活上使用洗涤剂产生的废水，都含有大量的合成洗涤剂。这些废水排放后严重破坏了水资源，造成水污染。

另外，人体长时间接触合成洗涤剂，还可引起皮肤红肿、脱皮，严重者还会导致表皮坏死、腐肉形成。若衣物冲洗不干净，残留的洗涤剂还可引起皮肤过敏，出现红肿、湿疹等。合成洗涤剂还可对环境造成污染，通过环境污染干扰人们的感觉、情绪和生活，间接影响人体健康。

由此可见，合成洗涤剂对人体造成的危害是不可忽视的，因此最好

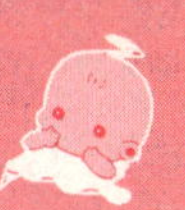

不用它洗手、洗澡、洗头，用洗衣粉洗过的衣服要清洁干净，内衣和婴儿尿布最好用肥皂清洗。如需要长时间接触洗涤剂，也应做好保护措施，戴上防护手套。

## 杀虫剂可损伤生殖系统

为了杀灭害虫，化学杀虫剂被越来越广泛的使用。在今天的人类生活中，大家越来越依赖于化学杀虫剂。

其实化学杀虫剂对人类造成的伤害不仅仅局限于此。加拿大科学人员研究发现，杀虫剂很可能对发展中国家儿童的生殖系统造成影响，使不少儿童的青春发育期提前。数据显示，发展中国家的儿童比发达国家的儿童青春期提前的可能性增加了 50 倍。科学家推测，这可能与发展中国家大肆使用化学杀虫剂有关。除了儿童发育被提前，他们的生殖系统也可能受到了伤害。这种伤害与许多杀虫剂有关。长时间接触杀虫剂，成年后罹患乳腺癌的可能性加大。

## 豪华装修导致环境污染

在铁的事实面前，人类开始重视环境污染：森林面积在减少、海洋河流被污染、大气被污染、臭氧层被破坏，地球在加速沙漠化、湖泊富氧化，人类的生存环境正逐渐被破坏。然而大家把目光都集中到了这些大环境污染中，却忽略了日常生活中也存在着环境污染，而且就在我们居住的室内。

我们生活中通常接触的门把手、电话话筒、电灯开关、皮沙发，电视机周围的空气中，卫生间中的瓷器上，居室地毯上……到处都是污迹斑斑。就在这污垢中，致病细菌、致癌物质、螨虫，比比皆是。这些就是生活中的小环境污染。看来，我们的家居环境并不是我们想象的那么安全。

生活水平提高了，各个家庭的生活条件也提高了，但不要以为豪华装修就会使你的生活环境也提高上去。越高档的装修其实充斥的污染物也越多。

## 室内装修与有害气体

因室内装修而产生的污染物，对人体危害严重的主要有甲醛、苯、氡、氨等。下面我们具体来认识一下这些有害物质。

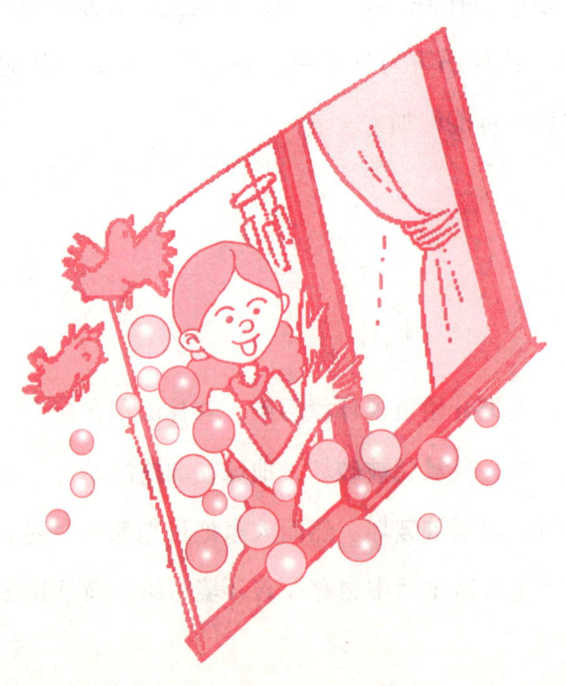

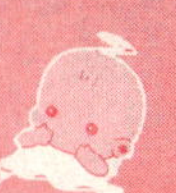

## 甲醛

甲醛是一种无色，有强烈刺激性气味的气体，易溶于水、醇和醚，可经呼吸道吸收，其水溶液福尔马林可经消化道吸收。房屋装修时使用的墙纸、泡沫塑料、油漆和涂料等都含有甲醛。专家介绍，人造板在生产和制造过程中会使用大量的胶黏剂，它的主要成分是脲醛树脂，这些物质干燥后会长期残留在板材内，随着室温和室内相对湿度的升高，其释放率也会随之加快。而且由于甲醛的释放周期长达3~15年，一旦室内建材甲醛超标，不是开几天窗户就能解决的问题。甲醛的主要危害表现为对皮肤黏膜的刺激作用，甲醛与蛋白质结合，高浓度吸入体内时会出现呼吸道刺激、水肿、头痛等症状。长期接触可引起慢性呼吸道疾病、女性月经紊乱、妊娠综合征，甚至导致鼻咽癌。

## 苯

苯在常温下是一种无色有甜味的透明液体，并具有强烈的芳香气味，是室内挥发性有机物的一种。苯可燃，有毒，难溶于水，是一类致癌物。装修中使用的油漆、涂料和建筑材料中都存在苯。由于苯的挥发性大，暴露于空气中很容易扩散。在封闭的环境中吸入高浓度苯后会引起急、慢性苯中毒，轻者可出现嗜睡、头痛、头晕、恶心、呕吐、胸部紧束感等，并可有轻度黏膜刺激症状；重者可出现视物模糊、震颤、呼吸浅而快、心律不齐、抽筋和昏迷，甚至会导致呼吸和循环衰竭，心室颤动。

## 氡

氡是无色、无味的自然界唯一的天然放射性惰性气体。氡很容易吸附于橡胶、活性炭、硅胶等吸附剂上，具有危险的放射性。一般建筑材料中含有氡。常温下氡及子体在空气中能形成放射性气溶胶而污染空气，被呼吸系统吸入后，在肺部区域不断积累从而诱发肺癌。其诱发肺癌的潜伏期大多在十几年以上，氡是除吸烟以外引起肺癌的第二大因素。

氡对人体健康的危害主要表现为确定性效应和随机效应。确定性效应表现为：在高浓度氡的暴露下，机体出现血细胞的变化。氡和人体脂肪有很高的亲和力，特别是氡与神经系统结合后，危害更大。随机效应主要表现为肿瘤的发生。由于氡是放射性气体，当人们吸入体内后，氡衰变产生的阿尔发粒子可对人体的呼吸系统造成辐射损伤，诱发肺癌。

氨是一种无色而具有强烈刺激性臭味的气体，极易溶于水，易液化，液氨可作致冷剂。室内空气中的氨主要来自室内装饰材料，比如家具涂饰时所用的添加剂和增白剂大部分都是使用氨水。因为氨是一种碱性物质，所以对接触的皮肤组织有腐蚀和刺激作用，可以吸收皮肤组织中的水分，使组织蛋白变性，并使组织脂肪皂化，破坏细胞膜结构。氨的溶解度极高，所以主要对动物或人体的上呼吸道有刺激和腐蚀作用，减弱人体对疾病的抵抗力。其浓度过高时除腐蚀作用外，还可通过神经末梢的反射作用而引起心脏停搏和呼吸停止。

氨通常以气体形式吸入人体，进入肺泡内的氨少部分被二氧化碳

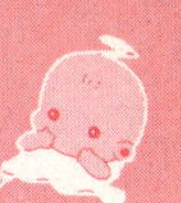

所中和，余下被吸收至血液，少量的氨可随汗液、尿或呼吸排出体外。氨被吸入肺后容易通过肺泡进入血液，与血红蛋白结合，破坏运氧功能。短期内吸入大量氨气后可出现流泪、咽痛、声音嘶哑、咳嗽、痰带血丝、胸闷、呼吸困难，可伴有头晕、头痛、恶心、呕吐、乏力等症状，严重者可发生肺水肿、成人呼吸窘迫综合征，同时可能发生呼吸道刺激症状。所以碱性物质对人体组织的损害比酸性物质深而且更严重。

## 哪些家庭污染将危害未来宝宝健康

现在家庭多是独生子女，所以孕育一个健康的宝宝显得尤为重要。想要有一个聪明健康的宝宝，除了要注意自身的身体健康外，还应谨慎处理环境中存在的不良因素，尤其是室内环境。当室内环境恶化，出现有害物质后，将会对宝宝的出生及生长发育产生严重不良后果。

### 婴儿先天性缺陷

出生缺陷指的是出生时就存在的各种身体、智力或代谢的异常。经调查发现，新生儿出生缺陷持续上升，除了家庭遗传、病毒感染外，还与室内装修、辐射接触等环境污染因素有直接关系。时至今日，出生缺陷已成为新生儿死亡以及婴儿死亡的主要原因，并且呈现出不断上升的趋势。

### 儿童白血病

4 岁以下儿童患白血病的死亡率是最高的。是什么原因导致这样的结果？研究发现，环境污染尤其是室内环境污染是儿童白血病的一个重要诱因，很多白血病患儿家中近期都曾经装修过，而且越是豪华装修越容易导致儿童患白血病。

### 儿童铅中毒

铅是一种有毒的重金属，铅中毒对儿童健康，特别是对儿童大脑的发育将会产生影响。世界卫生组织的一项监测表明，10% 的儿童体内铅含量超标。而且铅不仅只是直接危害儿童，还可以通过孕妇危及到发育中的胎儿。而导致儿童铅中毒的主要原因又是室内环境污染。所以说，为了拥有一个健康可爱的宝宝，请减少房屋装修，远离室内环境污染危险。

## 新居不宜马上就入住

随着人们对环境污染的认识越来越全面，对自己居住的小环境也重视了起来。然而尽管人们对室内环境污染有了较深入的了解，但居住在新近装修过的居室里，备孕夫妇就要注意以下情况了，千万不要让新居成为“孕”气杀手。

### 起床综合征

李某最近早上起床后总是感到憋闷、恶心，房间里还有异味出现。

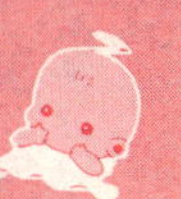

后来他请有关部门对房屋进行了检测，结果发现，房间的空气中氨气浓度严重超标。致使氨气超标的主要原因竟然是建筑水泥中的防冻剂造成的。结果一出来，专家就建议李某暂时搬离住所，并对房间强行通风，等氨气指标降至正常水平再行入住。

### 心动过速综合征

王女士在家具城看上一套沙发，买的时候没有发现任何问题，可放在屋子里没几天，就发现从沙发上飘散出一股难闻的气味，令王女士感到呼吸困难、喘气憋气。几天后，王女士又出现了心跳过速。没办法，王女士请来专家对家中空气进行了检测，结果发现，空气中苯的挥发量竟然超过相关标准的 8 倍还多，而祸首就是沙发中使用的黏结剂。王女士为了身体健康，只得把沙发搬离室内，房间进行通风处理。

### 幼童综合征

装修完毕后，因着急入住，谢先生没有对装修后的房屋进行通风透气便带着妻儿住进了新居。几个月后，谢先生 5 岁的儿子开始出现不适，身体的抵抗力越来越差，到医院检查也查不出到底是何原因。一次偶尔的机会，谢先生了解到装修后的房屋存在着环境污染，便找到有关专家请他们帮助检测自己屋内是否存在着有害物质。经过检测，发现谢先生家空气中甲醛超出标准达 5 倍多，小孩子很容易受其影响引起身体不适。所以说，不管有多着急，装修完房间，一定要充分地通风透气，使屋内异味全部散发干净后再入住。

### 不孕综合征

婚后不孕，除了自身先天性缺陷，还有可能是因家庭装修而带来的问题。多半不孕家庭在医院检查中常发现男子精子数量少，且存活率极低，多方了解后，原来凶手竟是家庭装修中使用的天然石材。某些不合格石材中含有强烈的放射性辐射，使用于建筑物外墙面时会使家庭成员长期处于辐射环境中，对身体造成严重伤害，不仅会导致不孕，还可能引起机体癌变。

## 室内电器的正确使用方法

随着人们生活水平的提高，各种家用电器也走入了平常百姓家。家用电器给人们的生活带来了很大的方便，也使人们的生活环境更加舒适。但在享受各种电器给我们带来的愉悦的同时，也不能忽视了电器本身可能带有的一些污染，避免因使用不当，给我们的身体造成伤害，从而影响备孕夫妇的生育大计。

### 谨防空调病

现在空调的使用越来越普遍，炎炎夏日，空调带给我们的本应是舒适、清爽，但很多人在空调环境中却感到身体不适，得了空调病。这是因为，空调使用时关闭门窗造成空气的不流通，使新鲜空气缺乏，使人感觉到烦闷、乏力。为了避免因空调带来身体上的不适，减少疾病的发生，在使用空调时，首先要保证的就是适时开窗让新鲜空气的灌入，还要保持室内清洁，以防造成室内空气生物性污染。

### 加湿器用水应卫生

北方的天气较干燥，尤其是冬天，很容易因湿度过低引起上呼吸道感染。为了解决这一难题，很多家庭选择使用加湿器为室内空气进行加湿，提高室内的湿度。在使用加湿器时，应注意加湿器内水源的卫生，不是随便什么水都可以加进去的。如果加湿器内的水含有病菌，加湿器工作后产生的雾气就是使致病微生物扩散到空气中，人们吸入后会引发呼吸道及肺病疾病。因此，加湿器中的用水必须符合卫生要求，以免造成室内污染，引起人们身体不适。

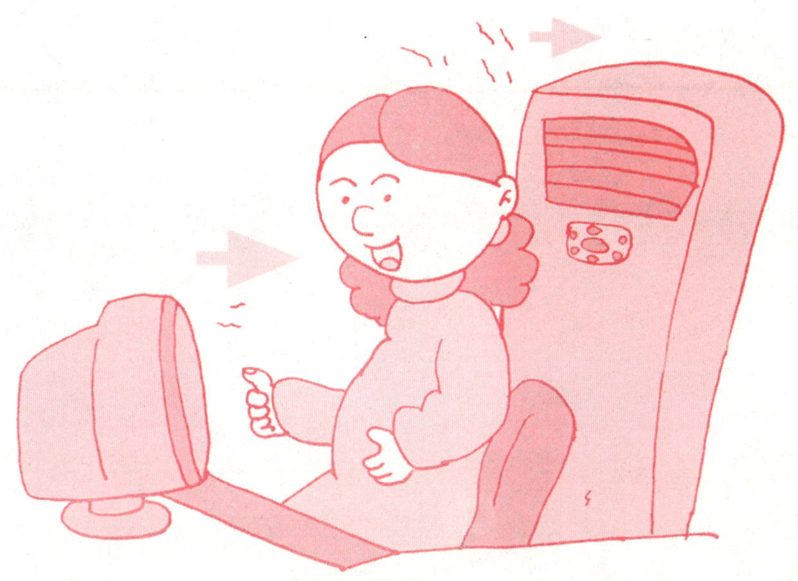

# 第六章

# 孕前，准爸爸准妈妈怎么吃

# 男性营养知识大普及

## 黄金法则让男性吃得更健康

### 黄金法则一：改变口味重的习惯

**少盐更健康**

我们的饮食中，每天都离不开盐。更有不少的男性口味比较重，喜欢吃比较咸的食物，时间长了，对清淡的菜肴感觉没有味道。其实，这就是日常饮食中一个不良习惯，天长日久，高盐饮食就会引起高血压，更会损害心、脑、肾等一系列器官，对优生优育十分不利。

这是因为盐进入人体后，会分解成为钠离子，钠离子渗透于血管壁，会使血管收缩。若食用大量的盐，血管会收缩得更紧，而导致血液的流动受到阻碍，这时，心脏就会自动增加压力，以便将血液输入血管中，并使血液有足够动力畅流全身，这样一来血压自然就会升高。

同时，钠离子使体内水分聚集，而产生水肿的现象。体内潴留的水分越多，血管阻力就越大，血压就越高，血压上升会使血管更为紧张、紧缩，末梢动脉壁的抗力加大，流往全身的循环血液量也因水分的聚集而流量增加，结果，血压便更为增高。

人体中钠盐过多，会导致血液中钙含量降低，引发骨质疏松。食盐量高对心脏病、糖尿病、肾脏病等有明显影响。盐有吸收水分的作用，每吃 1 克盐，可吸收 200 ~ 300 毫升水分。吃盐越多，心、肾等内脏的负荷就越重，产生脑血管意外或心力衰竭的危险性就大大增加。高盐饮食的人群，高血压的发病率远远高于低盐饮食人群。因此有专家曾说："在工业发达国家，很多人被盐送进坟墓。"

**人体每天摄入盐不宜超过 5 克**

最近，世界卫生组织提出新的建议，将每天食盐 6 克改为 5 克，其中包括通过各种途径如酱油、咸菜、味精等调味品摄入盐的量。糖尿病非高血压患者不超过 5 克；高血压患者不超过 3 克；糖尿病高血压患者不超过 2 克。

我国有"南甜北咸"的饮食习惯，喜咸食口重的北方地区高血压病患病率高于南方。沿海地区盐类丰富，则高血压病患病率高于内陆地区。北京市居民每天食盐摄入量为 13.4 克，农村高达 16.5 克，最近北京市向市民免费发放了数百万支限量 2 克的小盐勺。

每人每天限盐 5 克，为什么发 2 克的盐勺呢？这是因为：做菜时所加的盐，只占一天摄取总钠量的 1/5。另外 1/5 来自天然食物，人们还在不经意之间吃进了许多不起眼的高盐食物。

**常见食物中的盐量**

100 克腌芥菜头相当于 19 克食盐。

100 克酱萝卜相当于 18 克食盐。

100 克酱油相当于 15 克食盐。

100 克榨菜相当于 11 克食盐。

100 克黄酱相当于 9 克食盐。

100克腌雪里蕻相当于8.5克食盐。

100克香肠、火腿相当于4克食盐。

**寻找食盐替代品**

目前，市面已出售高钾低钠盐代替。高钾低钠盐的特点是其主要成分是钾离子而非钠离子，而钾离子对心血管系统有一定的保护作用，适量摄入富含钾的食物对控制血压有一定好处。

## 黄金法则二：吃饭七分饱

**过饱不利健康**

俗话说，饮食常留三分饥。吃得过饱便意味着营养过剩，它无疑是眼下肥胖症、心脑血管疾病、脂肪肝等男性常见富贵病的祸首。男性为了将体重控制在正常的范围内，应根据本人工作和生活情况按标准算出应摄入的热量，再减少15%～20%。平常活动量少的人，更应注意不能饮食过饱。当吃饱饭就休息而长时间不运动时，对身体尤为不利。临床资料显示，高血压、冠心病、胃溃疡、结肠癌等疾病的发生，都与饮食过饱、吃过就长时间休息有关。

晚饭后没过多久就睡眠，机体大部分组织器官开始进入代谢缓慢的“休整”状态，而胃肠道却被迫处在“紧张工作”中，造成机体部分状态不平衡。这样不但影响了睡眠，更易导致消化不良，并且使本来晚上活动少的机体热量消耗更小，易造成肥胖。还可引起血胆固醇特别是低密度和极低密度脂蛋白胆固醇增高，这类胆固醇容易在动脉壁上沉积，引起动脉粥样硬化，易导致冠心病等疾病的发生，更不利优生优育。

**适度饥饿利于长寿**

吃饭七分饱，不仅有利于保持正常体重，还有利于健康长寿。曾经有位记者采访一位95岁的老寿星，问他的养生秘诀，老人幽默地说：

"这几十年以来，俺就没吃饱过。"一句话就道出了老人的健康长寿之道。如今，美国科学家找到了节食促进长寿的依据，发表在顶尖的科学杂志《自然》上。

来自美国的一项最新研究表明，在用于衰老研究的模型生物线虫的的小肠、头部和尾部的少数细胞中，可以产生一种被称为 PHA-4 的转录因子。处于节食状态的线虫体内的 PHA-4 活性增加，引起线虫的寿命延长。

美国科学家在恒河猴身上也进行过类似研究。在持续 20 年的研究中发现，那些每日喂食热量少 30% 的猴子，寿命从平均 23 岁延长到 30 岁，而且这些猴子更具活力，患糖尿病、肥胖、高血压的机会也少很多。猴子是与人类在生物意义上最接近的生物，所以说适当地减少热量摄取有益健康的假设，同样适用于人类。

**暴食可降低智力诱发胃癌**

作为家中的支柱，男人在外工作奔波难免遇到工作宴请等事务，不可避免出现过量饮食的情况。而闲暇之余，男性喜欢三五成群，聚在一起吃吃饭、聊聊天，不知不觉中就会吃得过多过饱。

暴饮暴食，对大脑和身体的危害较大，往往可造成消化不良。过食、暴食必然会加重胃、肠、肝、脾、胆等消化器官的负担。如果大脑负责消化吸收的神经经常处于紧张、兴奋状态，就会造成大脑内的语言、记忆、思维等智力活动的神经处于抑制状态，从而影响智力。

东京医科齿科大学的研究小组发出警告说，男人吃得太饱，会造成抑制癌化的遗传因子活动能力低下，增加患癌症的可能性。在对 58 名接受胃癌手术的男性的饮食习惯，以及患癌症前的饭量等进行调查时发现，回答"吃得很饱"的人与回答"适当控制饭量，只吃八分饱"的人相比，吃得更多的人的细胞发生了甲基化的化学反应，细胞失去了运

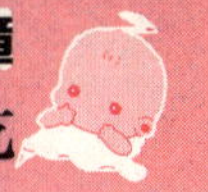

动能力。调查还发现，多喝绿茶、多吃卷心菜可以抑制发生甲基化。

研究小组在实验中还发现，当把绿茶中含有的儿茶素注射到细胞里，部分遗传因子的甲基化现象得到了控制，并最终消失。但是，为什么吃得太饱会引起细胞的甲基化，而吃卷心菜等又能够抑制细胞甲基化，至今还是个谜。

## 黄金法则三：告别“三高”食品

### “三高”食品与富贵病

现在，越来越多的人在饮食上逐渐西化。为了应对工作的压力和生活的快节奏，快餐，尤其是洋快餐成为填饱肚子的家常便饭。这种高脂肪、高热量、高胆固醇食物过多，同时，人们又长期处在紧张工作氛围中缺乏运动，两者结合就很容易引起身体亚健康，甚至出现一些“富贵病”。

现在，大多数育龄男性体重都多少有所超标，而其中的主要原因就是“热量过剩”，不少发胖的人都存在糖类、脂肪等热量营养素超标，而有利于瘦身的营养素补充不足的问题。因此，就需要控制总热量的摄入，即限制高脂肪、高热量、高胆固醇食物的摄入。

通过适当节食减少膳食中总热量的摄入，可促进身体贮存的体脂燃烧，将体内蕴藏的“三高”引起的内热排泄掉，促进身体的健康。

在日常的食物中，产生热量的营养素主要是指碳水化合物、脂肪、蛋白质三类，其中脂肪的产热量最高。就总热量而言，高血压人群的食谱以低热量、高蛋白质、低碳水化合物食物为宜，减少高热量食物的摄入。

### 诱发感冒内热

生活中，有一些人经常感冒，这是怎么回事呢？其实，这大都是

“三高”食物引起的。不少人认为肉、蛋、奶等高蛋白质、高脂肪、高热量（简称“三高”）类食物最具营养价值，所以，经常大量吃肉喝奶补身体，以为这样能提高身体抵抗力、避免感冒，实则相反。

一顿饭摄入高蛋白质、高脂肪类食物越多，为了消化这些食物，人身体产生代谢的热量也就越大，同时代谢还产生了大量的体内废物。当这些代谢热量和废物残留在体内无法正常排出时，久而久之，就会积聚成毒，降低人体免疫力，一遇风寒就容易感冒。也正因为此，患感冒时也不宜吃这类食物，否则会影响身体恢复。

尤其是年轻人喜欢吃的膨化类、油炸类零食，食用过多了，都会有损健康。这些零食经过高温加工，维生素等营养成分已经基本没有了，而经过油炸处理后反倒成了高热量食物，吃得太多，就会在体内积聚产生内热，阻碍新陈代谢，导致大便干结等。毒素长期在体内排不出去，就会造成抵抗力下降，出现一些身体不适也就很难免了。

**易致“三高”的食物**

“三高”人群中，男性多于女性，尤其是中老年的男性朋友，比同龄女性患“三高”的概率高很多，这无疑和男性的生理因素及生活饮食习惯相关。日常生活中，男性应酬多，人际交往较为复杂，因此经常会过量喝酒，大鱼大肉摄入过量油脂，工作压力及不良的饮食习惯，增加了男性朋友患“三高”的概率。那么，日常生活中，哪些食物容易导致“三高”发生呢？

高脂肪食物。动物脂肪如肥膘、肉块、肥羊、肥牛等，这类食物饱和脂肪酸过多，脂肪容易沉积在血管壁上，增加血液的黏稠度，增加患“三高”的概率。而在外应酬时，饭店多以这些食物为菜品的材料，经常食用对健康十分不利。

氢化花生油。这种油就像肥皂块一样，是制造巧克力的重要原料。当人们吃巧克力的时候，其实吃的主要就是氢化花生油，而非真正的可

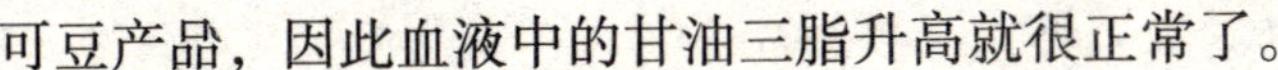

可豆产品，因此血液中的甘油三脂升高就很正常了。

糖类。包括白糖、红糖、冰糖、水果糖等，因为糖可转变为甘油三酯，对健康十分不利。另外，巧克力中除了含有上面说的氢化花生油外，还含有大量的糖分，所以，巧克力也要少吃。

淀粉。这种我们炒菜中的经常使用到的调料，加上过多的食用油，经常食用也会促进发胖、血压升高的，这也是为什么常去饭店吃饭的人会比较胖的原因了。

饴糖。这种现在流行的小糖果，其原型则是用淀粉与盐酸反应而成的糖稀，用来加工食品的东西，其中蕴含的原料成分其实就是糖分而已，无论其外包装和广告渲染的多么诱人，多么可口，为了自己的健康，还是少吃为好。

麦芽糖。也是一种糖类，被广泛用在加工食品中。我们看到的很多精细加工过的食品，其包装上的原料成分中都有标注，因此，在超市选择食品时，可要注意看其配料表喽。

酒类。白酒、啤酒、果酒等。酒中含有的酒精使脂肪酸氧化不足，促使甘油三酯合成，过量饮酒可诱发高血脂等。因此，饮酒要适量。

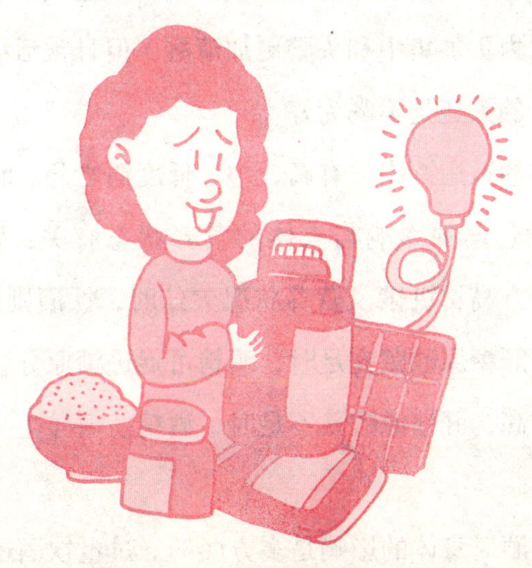

## 烟酒要有节制

前不久，美国韦恩州立大学医学院的专家进行了一项与最近几年出现的能量饮料有关的研究。他们选取了100名健康的成年人作为志愿者参加实验，志愿者的平均年龄为25岁。这些志愿者在喝了两罐能量饮料的几小时内，都出现了血压上升和心跳加快的反应，收缩压平均上升了10.2%，舒张压上升了8.5%，心跳加快了13%。

研究人员介绍说，参加实验的志愿者们是坐在椅子上看电影的情况下喝能量饮料和接受血压、心跳测试的。尽管这两项指标的升高并不一定会导致疾病，但有高血压和心血管病的患者可能会出现不良反应。也就是说，能量饮料会使人的血压上升、心跳加快，从而对有高血压和心脏病的人造成危险。

这是因为，大部分的能量饮料中含有大量的咖啡因和一种名为牛磺酸的氨基酸，这两种物质都会对心脏功能和血压造成影响。尽管能量饮料会使人的注意力更加集中和头脑更加清醒，但日常活动量不大，或者心血管功能不好的人还是不喝为好。

在种类繁多的饮用酒中，有高、中、低度酒之分。酒的主要成分乙醇（酒精）对糖代谢的影响与人体的营养状态有关：营养状况佳时，饮酒可促使血糖升高；饥饿及营养状况欠佳时，饮酒则无升血糖作用，甚至使其下降。肝糖原贮藏充足时，酒精可促进糖原分解及抑制葡萄糖利用，使血糖升高；肝糖原贮藏不足时，酒精使糖异生受阻，易发生低血糖。

长期过量饮酒对身体的影响是多方面的。过量饮酒还会发生高脂血

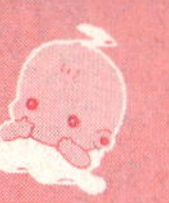

症，血中的三酰甘油及低密度脂蛋白浓度升高。临床证明，长期饮酒会引起营养缺乏，并对肝脏不利，对生育能力的危害尤甚。

李白“斗酒诗百篇”，号称“酒仙”，结果生的一堆孩子全是“呆子”。对此，医学界人士普遍认为，这都是酒精惹的祸。他们曾把精子放在不同酒精浓度的培养液里，当酒精浓度超过8%时，精子活力明显下降，受精受阻。研究人员得出结论：成年人喝600毫升50度白酒后，精子会受到严重损害。

在生育前，啤酒最好也不要喝。这是因为啤酒多少都含有一些甲醛，而甲醛能致畸形儿。如果大量饮酒的话，精子里面会含有一定的甲醛，生下的孩子可能致畸（也可能是酒精儿）。

近日，印度的研究人员发现，过度饮酒会损害男性的性生活和生育能力。与不饮酒的男性相比，因酗酒（酒精中毒）接受治疗的男性患者睾丸酮的水平较低，精子异常的发生率也较高，同时勃起功能障碍的发生率也较高。

可见，在生育前，为了孕育出聪明健康的宝宝，作为丈夫一定要戒酒！

## 摄入足够的优质蛋白质

小夫妻在孕前要合理摄入优质蛋白质，这是优生优育的一个基础法则。蛋白质是人体内各种酶和某些激素的主要构成原料，如胰岛素就是由蛋白质组成的。蛋白质还可通过葡萄糖的异生作用转化为糖类，也是一种能产生热量的营养素。蛋白质与生命的关系十分密切，所以说，蛋白质是一个非常重要的营养素，若长期供应不足可以导致消瘦、贫血、对传染病的抵抗力降低，严重时甚至危及生命。

蛋白质的需要量因人而异。儿童、孕妇、乳母就比正常人需要得多，有肺结核等消耗性疾病者要比无消耗性疾病者需要得多，有肝、肾功能衰竭者就需要得少些。一般情况下，正常人为每天每千克体重需要蛋白质1～1.5克。

蛋白质食物的主要来源有动物性食品，如肉、鱼、虾、乳、蛋等，这类食品的蛋白质生理价值高，利用率好，常称为优质蛋白质；另外，还有植物性食物，在这类食品中除大豆外，其所含蛋白质不太多，生理价值也不如动物性食品。不过，需要提到的是谷类蛋白质，含量虽不高，为7%～10%，但在我国膳食中由于用量较多，占有较重要的地位。比如每天吃主食400克即可得到蛋白质30～40克，是我们摄取蛋白质的一个重要来源。所以每日除主食外，再吃50～100克瘦肉，50～100克豆制品，完全可以满足机体的需要了，蛋白质摄入太多，会对肾脏不利。

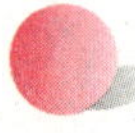

## 合理控制脂肪摄入量

在男人为什么爱吃肉这个问题上，美国有研究认为，对于男性来说，美味的肉食可以激起性欲。研究表明，美味的肉食可以激起男性的性欲，让血液快速流向阴茎。相反，烤肉的味道却可能降低女性的性欲。这个发现有助于解释为什么男人在夏天总是三五成群地聚在一起吃烧烤，而女人们则更喜欢在厨房里做水果沙拉。但是，过多地食用肉类，尤其是烧烤类的肉，反而会成为男性性功能障碍的杀手。有专家指出，烤肉、烧鹅、香肠和烟肉等肥腻食物，会影响男性的生殖能力。可

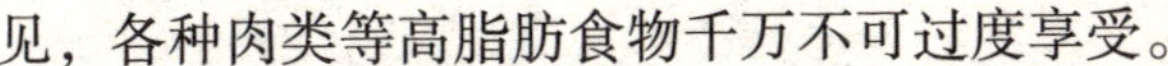

见，各种肉类等高脂肪食物千万不可过度享受。

脂肪食物分动物性和植物性两种。动物性脂肪包括烹饪用的牛油、羊油等，还有肉、乳、蛋中的脂肪。这类脂肪溶点高，难于消化，除鱼油外，均富含较多的饱和脂肪酸，有升高血清胆固醇的作用。植物脂肪指的是植物油，包括花生油、芝麻油、豆油、菜籽油、玉米油等，像花生、核桃、瓜子等硬果类含量也不少。植物油溶点低，易于消化，除椰子油外，多富含不饱和脂肪酸，有降低血清胆固醇的作用。

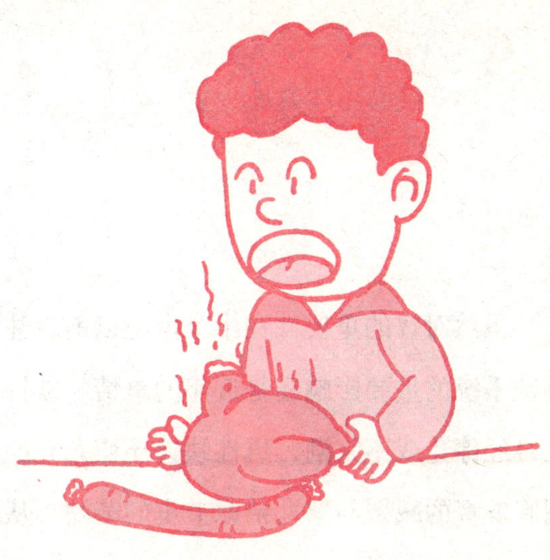

有的人以为植物油有降低血清胆固醇的作用，可以毫无限制地食用，于是每天吃大量的副食，用大量的植物油，其结果是越吃越胖，而体质越来越差。脂肪所产生的热量要比蛋白质或碳水化合物高 2 倍多，50 克植物油所产生的热量相当于 125 克粮食所产生的热量。植物油吃得太多，照样会引起肥胖，因此科学的食用方法是必须在限制脂肪摄入量的情况下，以植物油代替动物油。

需要注意的是，花生和瓜子的优点很多，但它们毕竟是含丰富脂肪酸的植物种子，是一种高热量、高脂肪的食品，比如说花生、瓜子和核桃所含热量比同等重量的猪肉还要高上几倍，大量食用肯定不利于体重的保持。所以，每天食用的花生或瓜子不宜超过 50 克。

## 男性应补充哪些微量元素

### 锌

虽然对锌的重要性在半个世纪以前就注意到了，但认识到它对男性生殖系统的重要影响还是近年的事情。缺锌的人生殖器官发育不全，女性月经停止或不来潮，男性缺锌还使睾丸的发育减缓，也包括附睾及前列腺发育的减缓与睾丸精原上皮的萎缩，从而影响性功能。

精子在射精过程中吸收精液内的锌，与胞核染色质的巯基结合，使染色质免于过早解聚，从而有利于受精。锌可以延缓精子膜的脂质氧化，以维持胞膜结构的稳定和通透性，使精子保持良好的活动力。当体内的锌缺乏时，睾丸间质细胞的功能会受到影响，从而引起睾酮的分泌减少，这是因为与睾酮合成有关的酶不正常，酶的改变则是缺锌的后果。缺锌还会使血中运载睾酮的载体蛋白水平下降，从而使血中睾酮浓度下降。锌不仅对精子生成是必要的，而且对维持精原上皮的健康也是必要的。长期缺锌，血浆中的睾酮明显减少，前列腺的结构和功能受影响，性功能相应衰退以致不育。

此外，锌还对精子有直接的作用。例如，不少男性不育症患者精液中的锌浓度低于正常值。中东地区某些国家有许多男性不育患者，就是因为缺锌所致，但在补充锌后，生育率就得到提高。

成年男性每次射出的精液中含有约 5 毫克锌，是每天锌摄入量的 1/3。如果缺乏锌将导致性欲低下、精子量少，甚至阳痿。可想而知，男性性生活越频繁，就越应补充更多的锌。

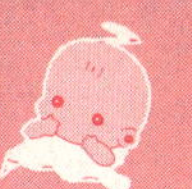

锌的主要来源是富含锌的食物，如牡蛎、动物肝脏、花生、鱼、蛋、奶、肉及水果。动物性食物中锌不仅含量高，而且吸收率也比植物性食物高，如肉类中锌的吸收率高达30%～40%，而植物性食物吸收率一般只有10%～20%。植物性食物中的各种豆类、坚果类含锌较多，蔬菜类以大白菜、白萝卜、紫萝卜、茄子中含锌量较高。

而在一般人的饮食中，很容易有缺锌的问题。每天的摄取量平均在8～12毫克，男性比女性稍高，不过相对男性的需求量也会比较高。男性每天应该摄取15～20毫克，锌的来源可来自食物、综合维生素或补充剂。天然食物中，锌含量最高的为牡蛎，不过牡蛎含高胆固醇，也不宜天天食用。

因此，每天最好以补充含锌的综合维生素或锌补充剂，可以预防锌缺乏的问题。不过，锌虽然在身体的健康上扮演着极重要的角色，然而每天摄取超过50毫克，就会提高血胆固醇浓度，每天锌摄取量合并食物及补充剂，最好介于15～25毫克。如果担心食物中的锌含量不足，每天所需摄取的锌补充剂只要10～15毫克就够了。

### 硒

缺硒对男性生育能力是有影响的。1973年世界卫生组织首次宣布：硒是“人体和动物生命活动中不可缺少的必需的微量元素”。我国约有72%的地区属国际上公认的缺硒地区。自然环境低硒，粮食和天然植物含硒量又极低，人体自身也不能合成硒，从而导致了人体缺硒。

精液中大部分硒来自前列腺和精囊。许多动物实验和部分临床观察表明，硒对生殖功能具有重要作用。有报道说人类低硒和低妊娠率有关，可能是因男性不育所致。相反，高精液硒含量和流产有关。例如，少精症和精子活动力下降的不育患者，精浆硒浓度低于正常人。此外，硒还是精子线粒体外膜上硒蛋白的成分之一，线精体是精子活动所需能量的来源，因而缺硒可影响精子活动度。

硒作为一种矿物质，是人体的必需微量元素。人体需要它来实现许多细胞功能，而且它也有抗氧化剂的性质，在消除自由基、保护细胞膜、核酸、蛋白质的正常结构和功能方面起重要作用，是人类胚胎发育早期的必需微量元素。硒缺乏症与男性生育能力下降的风险有很大联系。硒是影响精子产生和代谢的一系列酶的组成成分，缺硒可致精子生成不足。

硒的一个重要的生物学效应就是它可以中和重金属镉和汞的毒性。研究证实，硒是对抗某些精子毒性作用的代谢元素，可避免有害物质伤及生殖系统，可维持精子细胞的正常形态。缺硒可影响精子活性，使体内代谢紊乱、脂质过氧化物代谢产物丙二醛生成过多，使细胞生物膜受损，细胞、体液免疫功能下降，从而影响胚胎正常发育。

在欧美国家，前列腺癌是男性最常见的癌症之一。流行病学调查发现，移居北美的亚洲人群前列腺癌发病率有所升高，但未高于美洲本土人群。这提示，遗传与环境因素共同作用于此疾病。在诸多环境因素中，硒的作用备受关注。

硒参与谷胱甘肽过氧化物酶的合成，而这种酶有助于阻止氧化自由基对正常前列腺细胞的损伤。大量研究表明，氧化剂导致的细胞损伤与多种癌症发生有关。因此，硒从一定程度上可以防止前列腺细胞的癌变。另外，研究证实，高浓度的硒可使癌细胞线粒体受到损伤，从而减缓其生长速度。硒还可通过抑制肿瘤中的癌基因表达等多种生化代谢途径，达到抑制前列腺癌的目的。

世界卫生组织（WHO）制定了人体日常膳食供给量中应有 50 ~ 250 微克硒，而中国大部分地区人均硒摄入量仅约 50 微克。

富含硒的食品包括大蒜、菌菇、芝麻、海产品，以及一些富集硒的植物如黄芪、莎草、紫苑等。市场上一些正规厂家生产的硒制品也可以用于补充体内硒含量。

### 锰

锰作为人体必需微量元素，以离子形式存在于体内，总含量仅有12～20毫克，主要分布在肌肉、肝脏、肾脏和大脑内。人体所摄取的锰在肠道内被吸收，但吸收率仅有3%。锰在体内经过营养代谢后，绝大部分经由肠道排泄。

锰是人体内多种酶的成分，与人体健康的关系十分密切，因此有人将锰称作“益寿元素”。近年来的研究表明，体内的超氧化物歧化酶具有抗衰老作用，而此酶内就含有锰。造成人体内锰缺乏的主要原因是从膳食中摄入的锰不足，食物中的钙、磷、铁及植酸过多而干扰锰的吸收。

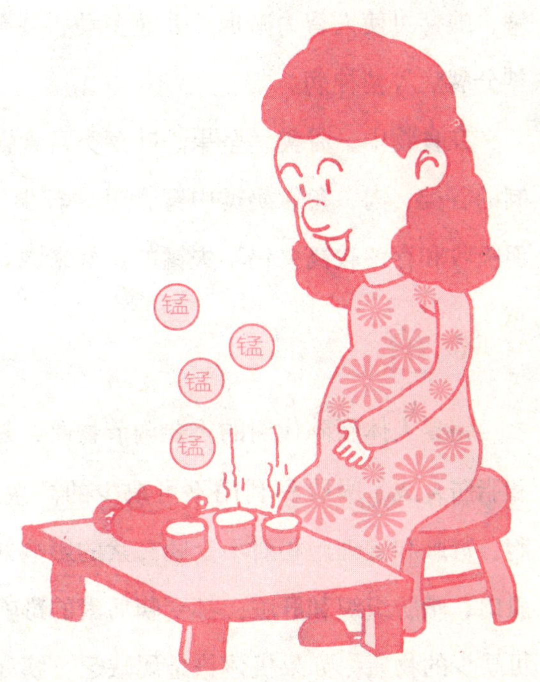


体内严重缺锰，可导致不孕症，甚至出现死胎、畸胎和孕妇死亡。缺锰可使男性雄激素分泌减少、性功能低下、睾丸萎缩、精子减少等。有人研究认为中医学上常讲的“肾虚”，实质上是指内分泌系统功能低下的表现，这与微量元素锰和锌缺乏紧密相关。补骨脂、肉苁蓉、枸杞子、何首乌、熟地黄等补肾中药中锰和锌的含量都较高。

骨质疏松症的发生与血液内缺锰有关。骨骼畸形、软骨受损是缺锰的又一表现。缺锰还易加速衰老。人体甲状腺分泌出的甲状腺素是一种调节全身生命物质代谢的激素，然而这需要在锰的参与下才能发挥其正常功效。

锰虽然不是维生素的成分，但与维生素 A、C 和 B 族维生素的代谢有密切关系，并刺激抗毒素的形成。由此可见，缺锰时可影响维生素的合成及发挥其作用，从而降低机体抗病能力。脑正常功能的发挥也需要锰，缺锰可使人智力减退、儿童多动，甚至使人患惊厥、诱发癫痫和精神分裂症等精神病。

在食物中，谷类、坚果、叶菜类富含锰。茶叶内锰含量最丰富。精制的谷类、肉、鱼、奶类中锰含量比较少。动物性食物虽然含量不高，但吸收和存留较高，仍不失锰的良好来源。

## 铬

铬是人体新陈代谢的重要调节物质，是三大营养物质糖类、蛋白质和脂肪合成、吸收和利用不可缺少的高效促进剂。在人体中，除红细胞、肾脏和脑细胞相对不受胰岛素的影响外，其他组织和器官，特别是肌肉、脂肪组织和肝脏，都受胰岛素的影响，而铬是左右胰岛素活性不可缺少的物质。如果机体铬金属缺乏，胰岛素的活性便会降低，空腹高血糖、糖尿病、动脉血管粥样硬化和细胞衰老，就会陆续出现。如果人体中有充足的铬，不但可以防止这些疾病的发生，还可以促进生长发育，推迟细胞衰老。

妊娠妇女、经产妇、营养不良儿童、老年人、长期吃规定配方膳食

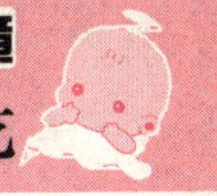

者和用胰岛素治疗的糖尿病患者最容易缺铬。

人类铬的补充主要靠食物，因此，追求健康和长寿的人们，应注意自己的饮食搭配，务必多吃些动物肝脏、带皮马铃薯、新鲜蔬菜和面包等含铬较高的食物，而食用大量过于精制的食物容易造成缺乏铬元素。

## 维生素 A

研究发现，维生素 A 具有提高免疫力和抗癌作用，而且对保护视力大有益处。维生素 A 的主要功能是将视黄醇转化为视黄醛，帮助睾丸增长，促进蛋白质的合成。维生素 A 缺乏时可以影响睾丸组织产生精母细胞，输精管上皮变性，睾丸重量下降，精囊变小，前列腺角质化。

维生素 A 是构成视觉细胞中感受弱光的视紫红质的组成成分，视紫红质是由视蛋白等组成，与暗视觉有关，维持正常的视觉反应。维生素 A 维持上皮组织的正常形态与功能和维持正常的骨骼发育，维生素 A 有维护皮肤细胞功能的作用，可使皮肤柔软细嫩，有防皱去皱功效。缺乏维生素 A，会使上皮细胞的功能减退，导致皮肤弹性下降，干燥，粗糙，失去光泽。维生素 A 有助于维持免疫系统功能正常，能加强对传染病特别是呼吸道感染及寄生虫感染的身体抵抗力；有助于对肺气肿、甲状腺功能亢进症的治疗。维生素 A 也有一定的抗氧化作用，可以中和有害的游离基。

成年男性每天维生素 A 的正常摄入量应为1 000毫克，而半碗蒸胡萝卜的维生素 A 含量是其4倍。其他富含维生素 A 的食物有肝、奶制品、鱼、番茄、杏和甜瓜。专家们不主张额外补充维生素 A。

## 维生素 $B_6$

维生素 $B_6$为无色晶体，易溶于水及乙醇。为人体内某些辅酶的组成成分，参与多种代谢反应，尤其是和氨基酸代谢有密切关系。维生素$B_6$长期缺乏会导致皮肤、中枢神经系统和造血系统的损害。动物缺乏维生素$B_6$的症状为皮炎、痉挛、贫血等。

这种人体不可缺少的营养成分对增强免疫力有良好的作用。研究表明，它还可以防止皮肤癌和膀胱癌。维生素$B_6$保护肾脏不患结石症(男性肾结石发病率是女性的2倍)，而且对失眠症有治疗作用。

一般而言，人与动物的肠道中微生物（细菌）可合成维生素$B_6$，但其量甚微，还是要从食物中补充。其需要量其实与蛋白质摄入量多寡很有关系，若吃大鱼大肉者，应记住要大量补充维生素$B_6$，以免造成缺维生素$B_6$而导致慢性病的发生。

成年男性每天只需2毫克维生素$B_6$，约等于2只大香蕉的含量。好运动的男性消耗的维生素$B_6$较多，因此应多补充几毫克。酵母粉中维生素$B_6$含量最多，米糠或白米含量亦不少，其他富含维生素$B_6$的食物有鸡肉、鱼、肝、马铃薯和葵花籽等。专家们主张每日摄入量不超过50毫克。

## 维生素C

维生素C又叫抗坏血酸，是一种水溶性维生素。在所有维生素中，维生素C是最不稳定的，在贮藏、加工和烹调时，容易被破坏，它还易被氧化和分解。大多数动物体内可自行合成维生素C，但是人类、猿猴、天竺鼠等必须从食物中摄取。维生素C在胶原质的形成上扮演很重要的角色。胶原质对于人体的组织细胞、牙龈、血管、骨骼、牙齿的发育和修复是一种重要的物质，帮助人体内铁质的吸收。人在紧张状态时，会加速维生素C的消耗。

维生素C能帮助精液液化，它的作用是降低精子的凝集力，有利

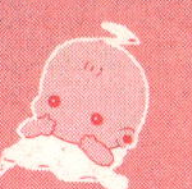

于精液液化。精子细胞中遗传基因 DNA 通过维生素 C 的抗氧化功能得到保护，缺乏维生素 C，遗传基因被破坏，可导致精子受精能力减弱以致不育。

此外，维生素 C 的主要作用是提高人体免疫力，预防癌症、心脏病、中风、白内障，保护牙齿和牙龈，有助于伤口的愈合，抗气喘，治疗男性不育症。还有，坚持按时服用维生素 C 可延缓衰老的过程。

维生素 C 含量最高的食物有花菜、青辣椒、橙子、葡萄汁、西红柿。美国专家认为，每人每天维生素 C 的最佳用量应为 200～300 毫克，最低不少于 60 毫克。半杯新鲜的橙汁便可满足每人每天维生素 C 的最低用量。香烟能破坏体内的维生素 C，所以，吸烟的人应该多补充维生素 C。

## 维生素 E

1938 年，瑞士化学家卡拉合成了维生素 E，当时命名为生育酚，因为它能促进性激素分泌，使男子精子活力和数量增加，使女子雌激素浓度增高，提高生育能力，预防流产，还可用于防治男性不育症、烧伤、冻伤、毛细血管出血、更年期综合征、美容等方面。

维生素 E 是一种脂溶性维生素，又称生育酚，是最主要的抗氧化剂之一。成年人每日维生素 E 用量为 30 毫克。维生素 E 在人体内作用最为广泛，比任何一种营养素都大。它在身体内具有良好的抗氧化性，即降低细胞老化，有保持红细胞的完整性，促进细胞合成，抗污染，抗不孕的功效。研究表明，维生素 E 还可以降低胆固醇，防止血小板在动脉内集结，提高免疫力，清除体内杂质，防止白内障。

缺乏维生素 E 导致动脉粥样硬化、癌症、白内障等其他老年退行性病变疾病，形成瘢痕，会使牙齿发黄，引发近视，引起残障、弱智儿，引起男性性功能低下、前列腺肥大等。

富含维生素E的食物有猕猴桃、坚果、瘦肉、乳类、蛋类，还有向日葵籽、芝麻、玉米、橄榄、花生、山茶等压榨出的植物油，以及红花、大豆、棉籽和小麦胚芽（最丰富的一种）、菠菜和羽衣甘蓝、甘薯和山药。莴苣、黄花菜、卷心菜、菜花等蔬菜中含维生素E也比较多。奶类、蛋类、鱼肝油中也含有一定的维生素E。

### 粗纤维食物

粗纤维，就是膳食纤维，指每100克食物含粗纤维2克以上的食物。粗纤维食物的主要消费群是成年人和老年人，吃的时候也要根据营养学上对于粗纤维的推荐摄入量为准，即每人每天20～35克，多吃反而会降低其他营养素的利用率。对于成年男性来说，日常多吃些粗纤维食物可以中和体内积存的油脂，清理肠胃。

含膳食纤维的食物主要有粮食、蔬菜、水果、豆类等。其中，又分为可溶性膳食纤维和不溶性膳食纤维。前者如果胶、树胶和黏胶，它们可溶于水，主要存在于水果、燕麦、大麦和部分豆类中。而大多数膳食纤维都属不溶性，如纤维素和半纤维素等。市场上大部分粗纤维食物中都添加了含有这类不溶性膳食纤维的粗粮和杂粮，如玉米、麦麸、米糠等。粗纤维中营养含量较少，而且不易消化，但它对肥胖、高血脂、糖尿病等病能够起到一定的预防和治疗作用。含有粗纤维的食物有以下这些：

玉米、小米、高粱、荞麦、燕麦、木薯、番薯、竹薯、黄豆、青豆、绿豆、赤豆、豌豆、豇豆、蚕豆、黄豆芽、芹菜、韭菜、大蒜苗、黄花菜、香椿、青椒、毛豆、茭白、竹笋、鞭笋、芦笋、洋葱、芥菜、苹果、梨、葡萄、杏、柿、山楂、草莓、果脯、杏干、梅干、橄榄、红枣、花生、木耳、蘑菇、香菇、茄子、海带、紫菜、海藻等。

另外，粗纤维能够增加排便的体积，减少肠道中食物残渣在人体内停留的时间，让排便的频率加快。因此，胃肠功能很差、经常腹泻的人不宜多吃。

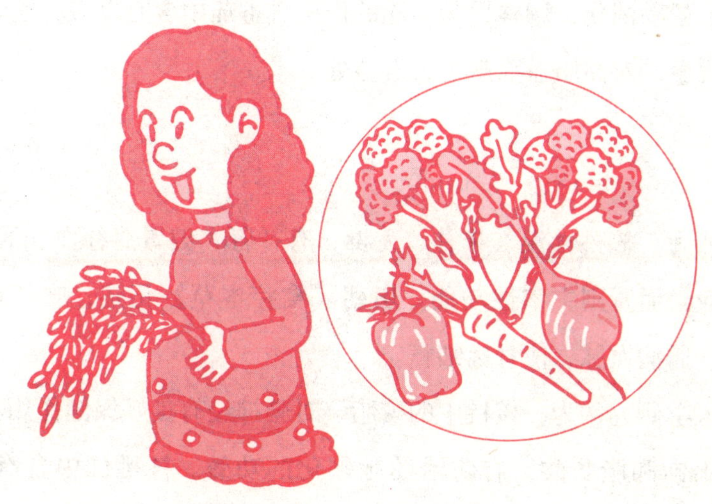

## 哪些食物能增强男性生育能力

### 番茄

番茄原产于墨西哥，后由探险家带至欧洲，因当时的番茄为黄色，故意大利人称之为“金苹果”。当时有人认为番茄有强烈催情作用，美国人早年一直视番茄为催情剂，禁止传教士使用。

每人每天食用50～100克鲜番茄，即可满足人体对几种维生素和矿物质的需要。番茄含的番茄素有抑制细菌的作用；含的苹果酸、柠檬酸和糖类，有助消化的功能。番茄含有丰富的营养，又有多种功用被称为神奇的菜中之果。它所富含的维生素 A 原，在人体内转化为维生素 A，能促进骨骼生长，防治佝偻病、眼干燥症、夜盲症及某些皮肤病的良好功效。现代医学研究表明，人体获得维生素 C 的量，是控制和提高机体抗癌能力的决定因素。番茄内的苹果酸和柠檬酸等有机酸，还有增加胃液酸度，帮助消化，调整胃肠功能的作用。番茄中含有果酸，能降低胆固醇的含量，对高脂血症患者很有益处。

### 核桃

中医认为，核桃性温、味甘、无毒，有补肾、健胃、补血、润肺、养神等功效，而肾则主宰性功能。唐朝《食疗本草》记述，吃核桃仁可以开胃、通润血脉、使骨肉细腻。

现代医学研究认为，核桃中的磷脂，对脑神经有良好保健作用。核桃油含有不饱和脂肪酸，有防治动脉硬化的功效。核桃仁中含有锌、锰、铬等人体不可缺少的微量元素。人体在衰老过程中锌、锰含量日渐降低，铬有促进葡萄糖利用、胆固醇代谢和保护心血管的功能。核桃仁的镇咳平喘作用也十分明显，对慢性气管炎和哮喘病患者疗效极佳。可见经常食用核桃，既能健身体，又能抗衰老。

核桃是食疗佳品。无论是配药用，还是单独生吃、水煮、做糖蘸、烧菜，都有补血养气、补肾填精、止咳平喘、润燥通便等良好功效。核桃的食法很多，将核桃加适量盐水煮，喝水吃渣可治肾虚腰痛、遗精、健忘、耳鸣、尿频等症。核桃与薏苡仁、栗子等同煮作粥吃，能治尿频、遗精、大便溏泻、五更泻等病症。核桃与芝麻、莲子同做糖蘸，能补心健脑，还能治盗汗。生吃核桃与桂圆肉、山楂，能改善心脏功能。核桃还广泛用于治疗神经衰弱、高血压、冠心病、肺气肿、胃痛等症。

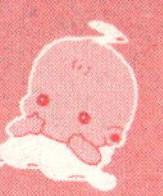

## 麦芽油

欧洲人认为，麦芽油中含有预防性衰退的成分，实际上是天然维生素 E 的作用。医学研究发现，维生素 E 能够刺激男性精子的产生，防止流产和早产，预防男女的不孕不育症，增进心脏的效率和男性的性精力等。而严重缺乏维生素 E，会导致阴茎退化和萎缩，性激素分泌减少并丧失生殖力。但是，人工合成的维生素 E 没有麦芽油防止性衰退的功效显著。

麦芽油中含有的二十八碳醇，是国际公认的抗疲劳物质，作为天然营养剂而具有增强体力，改善肌肉功能，提高反应灵敏性和运动耐久力的作用。麦芽油中还含有胆碱、植物固醇等营养物质，还有谷胱甘肽等多种微量元素。

可见，我们在日常生活中应常食小麦、玉米、小米等含麦芽油丰富的食物。

## 鸡蛋

鸡蛋是人类最好的营养来源之一，含有大量的维生素和矿物质及有高生物价的蛋白质。鸡蛋的蛋白质品质仅次于母乳，一个鸡蛋所含的热量，相当于半个苹果或半杯牛奶的热量，它还拥有 8% 的磷、4% 的锌、4% 的铁、6% 的维生素 D、3% 的维生素 E、6% 的维生素 A、2% 的维生素 $B_1$、5% 的维生素 $B_2$、4% 的维生素 $B_6$。这些营养都是人体必不可少的，它们起着极其重要的作用，如修复人体组织、形成新的组织、消耗热量和参与复杂的新陈代谢过程等。

鸡蛋黄中的卵磷脂、三酰甘油、胆固醇和卵黄素，对神经系统和身体发育有很大的作用。卵磷脂被人体消化后，可释放出胆碱，胆碱可改善各个年龄组的记忆力。

鸡蛋中的蛋白质对肝脏组织损伤有修复作用。蛋黄中的卵磷脂可促进肝细胞的再生，还可提高人体血浆蛋白量，增强机体的代谢功能和免疫功能。

许多性学专家指出，鸡蛋是人体性功能营养最强的载体，是性爱后恢复元气最好的“还原剂”。千百年来，阿拉伯人一直流传着在新婚前几天吃葱炒鸡蛋的习俗，其目的在于保证新婚之夜性爱的美满。鸡蛋是一种高蛋白质食物，其所含14.7%的蛋白质中，主要为卵蛋白和卵球蛋白，包括人体必需的8种氨基酸，与人体蛋白质组成相近。鸡蛋蛋白质的人体吸收率高达99.7%（牛奶仅为85%）。这些优质蛋白质是性爱必不可少的一种营养物质，它可以强精气，消除性交后的疲劳感。它在体内还可转化为精氨酸，提高男性的精子质量，增强精子活力。

### 韭菜

又名起阳草、壮阳草、长生韭，它是一种生长力旺盛的常见蔬菜，属百合科多年生草本植物，以种子和叶等入药。味甘，性辛、温，无毒。含有挥发油及硫化物、蛋白质、脂肪、糖类、B族维生素、维生素C等。

为振奋性强壮药，有健胃、提神、温暖作用。根、叶捣汁有消炎止血、止痛之功。适用于肝肾阴虚盗汗、遗尿、尿频、阳痿、阳强（男子阴茎异常勃起不倒数小时）、遗精，梦遗、噎嗝、反胃，下痢、腹痛，妇女月经病、痛经、经漏、带下以及跌打损伤、吐血、鼻衄等症，常用于补肾阳虚，精关不固等，是男女房事后常见病的最常用的食疗菜。

韭菜含有挥发性的硫化丙烯，因此具有辛辣味，有促进食欲的作

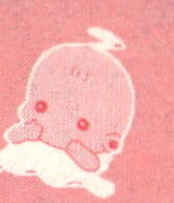

用。韭菜除做菜用外，还有良好的药用价值。韭汁对痢疾杆菌、伤寒杆菌、大肠埃希菌、葡萄球菌均有抑制作用。

## 鱼类

鱼类种类繁多，大体上分为海水鱼和淡水鱼两大类。但不论是海水鱼还是淡水鱼，所含的营养成分大致是相同的，只不过是各种营养成分的多少不同。鱼肉含有叶酸、维生素 $B_2$、维生素 $B_{12}$ 等维生素，有滋补健胃、利水消肿、通乳、清热解毒、止嗽下气的功效，对各种腹胀、少尿、黄疸、乳汁不通皆有效。鱼肉含有丰富的镁元素，对心血管系统有很好的保护作用，有利于预防高血压、心肌梗死等心血管疾病。鱼肉中富含维生素 A、铁、钙、磷等，常吃鱼还有养肝补血、泽肤养发的功效。鱼肉含有丰富的完全蛋白质，脂肪含量较低，且多为不饱和脂肪酸，无机盐、维生素含量较高。

鱼肉含有丰富的磷和锌等，对于男女性功能保健十分重要。一般而言，体内缺锌者，男性会出现精子数量减少且质量下降，并伴有严重的性功能和生殖功能减退，而女性则发生体重下降、性交时阴道分泌液减少等症状。

另外，经常吃鱼的人比经常吃猪肉的人患脑血栓、动脉粥样硬化、高脂血症等疾病的比率要低。因为鱼肉中含有许多人体必需的多不饱和脂肪酸，可有效预防心脑血管疾病的发生。此外，鱼肉中所含蛋白质的氨基酸构成比与人体非常接近，各类营养素的吸收率和生物利用率均比较高。

## 虾

虾分海虾和淡水虾两种。不论哪种虾，都含有丰富的蛋白质，营养价值很高，肉质和鱼一样松软，易消化，但又无腥味和骨刺。

现代医学研究证实，虾的营养价值极高，能增强人体的免疫力和性功能，补肾壮阳，抗早衰。常吃鲜虾，温酒送服，可医治肾虚阳痿、畏寒、体倦、腰膝酸痛等病症。虾皮有镇静作用，常用来治疗神经衰弱、自主神经功能紊乱诸症。海虾中含有三种重要的脂肪酸，能使人长时间保持精力集中。

虾中含有丰富的镁，镁对心脏活动具有重要的调节作用，能很好地保护心血管系统，它可减少血液中胆固醇含量、防止动脉硬化，同时还能扩张冠状动脉，有利于预防高血压及心肌梗死。因此，中老年人、孕妇、心血管病患者、肾虚阳痿、男性不育症、腰脚无力者适合食用。

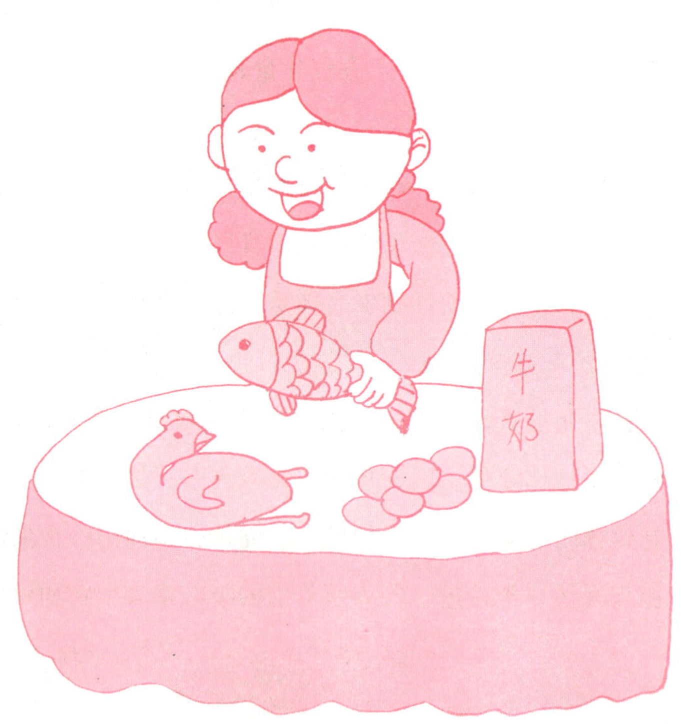

# 女性孕前营养

## 营养均衡记住五种颜色

现在的年轻女性，大都喜欢一些快餐、速食品、时尚食品、零食之类的，看似吃得很好，每天吃的量也不多，但是在营养学家看来，这种饮食结构不甚合理。尤其是计划生育宝宝做母亲的女性，更要注意自己的饮食均衡，毕竟，你不是在为自己一个人吃饭了。

那么，什么样的饮食是均衡、合理的呢？其实，很简单，有专家将其归纳为两句话："一、二、三、四、五"和"红、黄、绿、白、黑"。

"一"是指每天喝一袋牛奶，约含250毫克的钙，就能满足每天需要的钙和蛋白质。"二"是每天食用糖类（或碳水化合物）250~350克，即相当于主食300~400克，瘦者可多吃些，而肥胖者应少吃些。"三"是指每日进食3份高蛋白质食品，每份可为瘦肉50克，或鸡蛋1个，或鸡鸭肉100克，或鱼虾100克，或豆腐100克，以每日早、中、晚餐各一份为宜。"四"是指"不甜不咸，有粗有细，三四五顿，七八成饱"即每天可吃三顿、四顿或五顿，每顿可吃七八成饱。"五"是指每天摄取500克蔬菜和水果，一般每天吃400克蔬菜，100克水果。

"红"是指每天可饮红葡萄酒 50～100 毫升，有助于升高血中高密度脂蛋白，可预防动脉粥样硬化；还要每天进食 1～2 个番茄。"黄"是指胡萝卜、红薯、南瓜、玉米等，每天要适量食用其中的一种。"绿"是指饮绿茶水和食用深绿色蔬菜，它们所含的维生素 C、茶多酚、茶碱等，有去脂降压等多种功用。"白"是指燕麦片（或燕麦粉），每天可适量服用，一般每天用 50 克，水煮 5～10 分钟，兑入牛奶中合用，可起到降血脂的作用。"黑"是指黑木耳或香菇等要每天食用，每天可用黑木耳 10 克，或香菇 100 克，泡发后，烹调入菜肴中。

总之，这种膳食结构安排的目的是将每天的蛋白质、维生素、无机盐的摄入量控制在合理范围内。根据现在大多数年轻人的饮食习惯，女性在孕前营养中要逐渐扭转以前高糖类、高热量、高脂肪、高胆固醇的饮食习惯。也就是说，低热量、低固醇、低脂肪、低糖、高纤维素的均衡饮食更适合孕前女性的需要。

## 营养搭配小技巧

饮食是生活中的一件大事，更是女性孕前生活中的一个重点，尤其是女性的饮食更是受到家人的格外关注。合理科学的饮食调养及良好的饮食习惯，能扶正祛邪、保其正气，提高人体自身免疫功能，增强抗病能力。但每个人的饮食习惯各异，进餐的量及食物品种均有不同，这就需要从不同方面调整自己的饮食规律了。

### 情绪影响饮食

愉快的饮食情绪与营养一样重要。专家们发现，当情绪舒畅时进

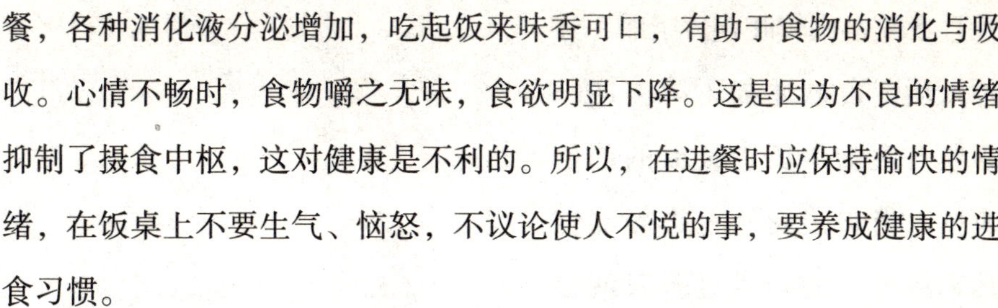

餐，各种消化液分泌增加，吃起饭来味香可口，有助于食物的消化与吸收。心情不畅时，食物嚼之无味，食欲明显下降。这是因为不良的情绪抑制了摄食中枢，这对健康是不利的。所以，在进餐时应保持愉快的情绪，在饭桌上不要生气、恼怒，不议论使人不悦的事，要养成健康的进食习惯。

### 饮食有节

饥饱无度，暴饮暴食是女性饮食的大忌。因为进食过多，不仅会加重肠胃等器官的负担，还会使身体更加容易发胖。长期以往，甚至会出现高血压、高血脂等慢性疾病的前兆。所以，每次进餐不宜吃得太饱，要常带三分饥，适量进食，定时定量。这样的饮食习惯，既可减轻肠胃不适感，又可防止肥胖的发生。

### 食物多样化

女性在一天内身体需要的总热量内，将食物多样化，才能保证摄取全面的营养素。要做到营养平衡，主食不能只用米饭，副食也应该尽可能多种多样。此外，同样的食物在烹调时，还可以在制作方法上做些变化，而且所采用的食物应保证新鲜，以保证营养健康。

### 细嚼慢咽

食物在口腔内反复咀嚼时，可以刺激唾液的分泌。唾液中含有许多消化酶，而且延长食物的咀嚼时间，还可以反射性地刺激胃液的分泌，使食物充分地与唾液混合。这样食物到了胃肠道才能更好地被消化吸收，也可延长进餐时间，来达到饱腹感。

有实验证明，粗嚼者比细嚼者要少吸收蛋白质13%、脂肪12%，

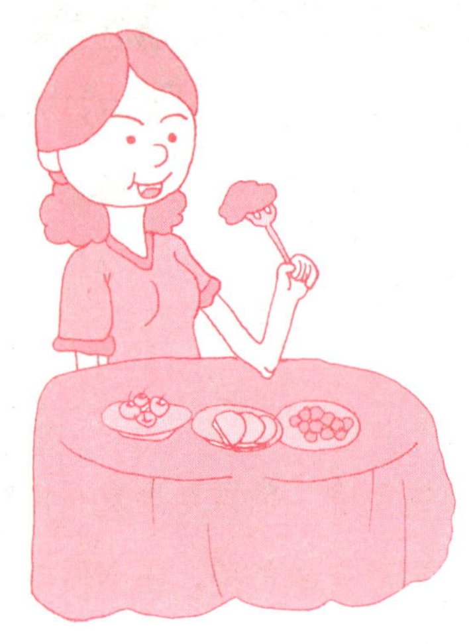

并且食欲也比较旺盛。咀嚼5分钟以后，食欲才能下降。这一现象与大脑中负责食欲的部位有关，当它接受从舌头等部位传来的相同的刺激过多时就会变得迟钝，不再嘴馋。故咀嚼的时间必须长一些才能达到食欲下降的目的。否则短时间的咀嚼，也就是说狼吞虎咽只能使人胃口大开，极易造成食物超量才有饱腹感，导致热量摄入过剩，加重胃和胰腺等脏器的负担。时间一长，容易导致一些疾病的发生。

对于食欲特别好的女性，不妨进餐时先吃些含脂肪少、体积大的低热量菜肴，如拌菠菜、熬白菜、炒豆芽、炒芹菜等借以充饥，然后再进主食。

## 孕前不宜多吃面包切片

有了怀孕打算的年轻女性朋友要注意了，有的人喜欢吃面包，特别是切片面包，但是面包中含有过量的盐分，如果进食过多会促使血压升高，对优生十分不利。

据《每日邮报》报道，英国一健康研究机构最近发现，超市里常见的女性爱吃的咸面包片，每年会使约7 000人的健康处于风险当中。在英国人的传统饮食中，面包是食盐的最大来源，而过量摄入食盐会导

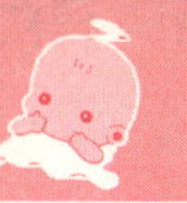

致血压升高，增加心脏病患病概率。因此，英国减盐组织发表声明，号召所有的消费者联合起来共同抵制高盐的切片面包。

调查人员发现，在被检测的138种面包中，超过1/3的面包含盐量超过政府规定的1.1克/100克的标准，其中含量最高的是莫里森全麦切片面包，含盐量达到1.5克/100克，也就是每片面包中含盐0.7克。只需要4片面包，就能达到一个6岁儿童的每日最大食盐摄取量3克，9片就会超过成年人每日6克最大食盐摄取量。而医学研究表明，在人们的日常饮食中，每天的食盐摄入量减少1克，每年就会从中风和高血压中挽救出7 000个生命。

英国心脏基金会发言人指出，为了减少全民族的食盐摄入量，希望将所有切片面包产品的含盐量降到最低水平。尤其是家庭主妇和那些因高血压导致心脏病的患者，应该在日常饮食中适当减少食盐摄入量，这就要求他们在购物时应选择那些含盐少的面包。除了切片面包外，牛角面包、麦圈等也是“含盐大户”。因此，出于健康考虑，女性最好选择无盐全麦面包、果仁面包等“低盐食品”。

## 孕前常喝碳酸饮料易致高血压

喜欢喝碳酸饮料的准备怀孕的女性要注意了，碳酸饮料这种含糖量高的饮料对身体也是有害的。不管是什么品牌的碳酸饮料，它们对女性的身体都有着不利的影响。

据路透社报道，一项最新的研究表明，咖啡并不会诱发高血压，反而是碳酸饮料与血压高有一定的关系。

剑桥公众健康学院的温科勒指出，这项研究已经进行了10年，约有25万名女性参加。在研究人员分析的5万多份高血压案例中，都没有发现高血压与经常喝咖啡间的关系。相反，在这些人群中，一天饮用超过3杯咖啡的女性，患高血压的概率比少喝咖啡者低了7%左右。而一天喝4罐以上碳酸饮料的女性，患高血压的概率则比少饮或不饮碳酸饮料者高出28%～44%。

专家认为，即使是喝低糖的碳酸饮料，也会增加患高血压的风险，只不过概率稍微低一点。这说明，咖啡因并不会引起血压升高，而碳酸饮料中的一些化学物质如钠、糖等，会使血压升高。看来，为了健康，为了下一代，暂时放弃碳酸饮料吧，或者只是偶尔少喝一点。

## 女性应补充哪些微量元素

在生育前，妻子所需要的营养元素比较多，除了上面提到过的优质蛋白质、锌、硒、锰、铬及维生素A、$B_6$、C、E和膳食纤维外，还有以下几种主要营养元素。

### 叶酸

叶酸是机体细胞生长和繁殖所必需的物质，帮助蛋白质代谢，并与维生素$B_{12}$共同促进红细胞的生成和成熟，是制造红细胞不可缺少的物质。叶酸参与核酸的嘧啶和嘌呤的合成，也作为干酪乳杆菌及其他微生物促进增殖因子而起作用。如果缺少叶酸可招致红细胞的异常未成熟细胞的增加和贫血以及白细胞球减少。

人类（及其他动物）如缺乏叶酸可引起巨红细胞性贫血以及白细胞减少症，孕妇经常补充叶酸，可防止新生儿体重过轻、早产以及婴儿

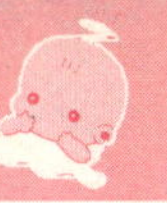

唇腭裂（兔唇）等先天性畸形。女性最好在准备怀孕的前3个月开始摄取叶酸，每天服用400微克的叶酸，可降低70%的新生儿神经管缺陷发生概率。每天摄入722～1 150毫克叶酸的男性，其染色体异常的精子所占比例明显低于叶酸摄入量低的男性。叶酸还可引发癌细胞凋亡，对癌细胞有一定影响。

成人每天的使用量是180～200毫克，孕妇加倍，哺乳期的妇女在头6个月需要280毫克，之后的6个月则需260毫克。对于没有叶酸缺乏症的孕妇来说，每天摄取不宜过多，必要时服用孕妇专用的叶酸制剂，而不是普通用于治疗贫血所用的大含量（每片含叶酸5毫克）叶酸片。

含叶酸的食物有莴苣、菠菜、番茄、胡萝卜、青菜、龙须菜、花椰菜、油菜、小白菜、扁豆、豆荚、蘑菇、橘子、草莓、樱桃、香蕉、柠檬、桃子、杨梅、海棠、酸枣、山楂、石榴、葡萄、猕猴桃、梨、胡桃等。动物的肝脏、肾脏，禽肉、蛋类、牛肉、羊肉等中也有叶酸。

### 镁

人们的日常饮食中镁的含量相当丰富，其在人体肠道中的吸收情况也很好。但鱼、肉、蛋和虾等动物性食物中，丰富的磷化合物却阻碍了镁离子的吸收。绿色蔬菜的含镁量居食物之最，在蔬菜加工过程中的损失量却很大，故提倡女性多食用未经加工过的绿色蔬菜。机体的应激状态可使体内镁的排泄大增，饮酒会使食物中的镁在肠道中吸收困难，并使镁的排泄增强。

正常情况下成年女性每日需要镁300毫克左右，孕妇每日需要镁应不低于450毫克。少女更要补充镁，特别是喝牛奶的女性和儿童，因牛奶中的钙只有在镁的协助下才能发挥更大的作用。含镁丰富的食物有螃蟹、小虾、花生、杏仁、豆类、玉米、坚果、麦芽、海带、绿色蔬菜、豆荚、香蕉、肉类等，而且食物中的镁容易被人体消化吸收，常吃这些食物可以满足人体对镁的需要。

### 铁

铁在人体内的特点是含量虽少，但排出量也极少。人体内的铁可以反复利用，只要食物中铁含量充足，那么人体需要多少就可以吸收多少。人体对铁的吸收利用营养率很低，一般在 10% 以下。当每日摄取的铁量低于损失的铁量时，则会出现不同程度的贫血症状。缺铁性贫血一般女性多于男性。

铁的吸收率因食物而异，但通常为 10% 左右，中国营养学会建议，每日膳食营养素供给量中，铁的摄取量成年男子为 15 毫克；女子、孕妇、乳母因月经出血、胎儿成长和哺乳等原因，每日应摄取铁的数量较多，女子为 20 毫克，孕妇、乳母则为 25～35 毫克。

含铁丰富的食物有动物肝脏（每 100 克含铁 25 毫克）、动物全血（每 100 克含铁 15 毫克），其他如肉类、淡菜、虾米、蛋黄、黑木耳、海带、芝麻、芝麻酱、大豆、西瓜子、南瓜子、苋菜、芹菜、韭菜、菠菜、小米以及红枣、紫葡萄、樱桃、红果等，含铁都很丰富或较为丰富。牛奶中含铁量少，这是牛奶在营养上的一大缺点，每 100 毫升牛奶中含铁量仅为 0.1 毫克，而且牛奶中铁的吸收利用率低于人乳中的铁。

### B 族维生素

B 族维生素是食物释放热量的关键，它们有许多共同特性，比如全是水溶性维生素且不能在体内大量贮存，B 族维生素全是辅酶，能帮助

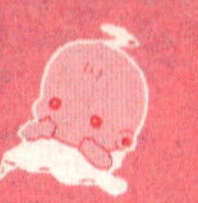

蛋白质的酶分解陈旧物质、合成新的物质等，因此，被列为一个庞大的家族。此外，每一种 B 族维生素都有其主要的作用，以维护不同的身体功能。

维生素 $B_1$ 对神经组织和精神状态有良好的影响，具有维持神经系统（包括自主神经）功能、促进糖类的新陈代谢和产生热量的重要作用。含维生素 $B_1$ 丰富的食物有谷类、豆类、马铃薯、动物内脏、瘦肉、酵母、干果、硬果、山芋等。

维生素 $B_2$ 是协助红细胞生成的重要物质，协助食物产生热量并帮助机体成长发育，它可令指甲、头发坚固，还可减少口腔炎的发生。缺乏维生素 $B_2$ 会使体内的物质代谢紊乱，从而导致人体多种疾病的发生。维生素 $B_2$ 存在于多种食物中，在动物性食物中一般含量较高，尤其在动物内脏中含量最丰富，奶类、蛋黄中含量也较丰富，谷类和一般蔬菜中含量则较少。

维生素 $B_{12}$ 是叶酸、糖类、脂肪和蛋白质代谢的重要物质，参与合成 DNA，是红细胞生成及生长不可缺少的物质。膳食中维生素 $B_{12}$ 来源于动物食物，主要是动物肝脏、牛肉、猪肉、蛋、牛奶、奶酪等，而植物性食物中基本不含维生素 $B_{12}$。

## 维生素 D

维生素 D 的主要生理功能为调节钙、磷代谢，特别是促进小肠对钙、磷的吸收，调节肾脏对钙、磷的排泄，控制骨骼中钙与磷的贮存和血液中钙、磷的浓度等。

维生素 D 是脂溶性维生素，因此动物性食物是维生素 D 的主要来源。动物肝脏、含脂肪高的海鱼、鱼卵、奶油、奶酪、蛋黄等含有较多的维生素 D，瘦肉、奶、坚果中含微量维生素 D，水果、蔬菜和谷类食物中则含有极少量维生素 D 或不含维生素 D。所有鱼肝油都是维生素 D 的丰富来源。

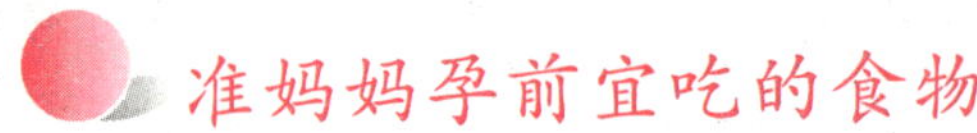

## 准妈妈孕前宜吃的食物

### 萝卜

萝卜分红萝卜、白萝卜、青萝卜等。萝卜营养价值极高，其营养成分丰富而均衡。萝卜中的辛辣味，是因为其中含有一种叫做芥辣油的物质，对人体十分有益，它和萝卜中的淀粉氧化酶一起能帮助胃肠道消化和吸收食物，尤其是脂肪。芥辣油和这种酶还能化痰、平喘、止咳。萝卜中膳食纤维含量较高，可增加粪便体积，促进胃肠蠕动，保持大便畅通，使人体较少吸收废弃物中的有毒和致癌物质，预防肠癌的发生。萝卜还能抑制人体内合成亚硝胺酶的活力，亚硝胺是一种致癌物质，这样就使其失去作用，从而抑制癌细胞生长。同时，萝卜中还含有木质素，这种物质能使吞噬细胞的活力提高 2 ~ 3 倍，而吞噬细胞的作用是吞噬癌细胞和细菌等异物。萝卜能促进新的淋巴细胞的形成，增强机体免疫力和抗癌能力。

### 香菇

香菇味甘，性平、无毒，具有益气、健胃益脑、抚痘疹等功效，适宜各种人群。

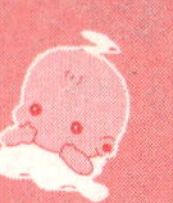

香菇无论是药疗与食疗，都具有独特的促进作用。多食香菇能有效地防治各种黏膜及皮肤炎症，具有解毒的作用，因为它含有较多的维生素 $B_2$。香菇含有 30 多种酶，多食香菇能纠正人体中的酶缺乏病，并可以增强免疫力，因为它含有干扰素的诱导剂，使人体产生抗病毒的蛋白质合成，能抑制病毒繁殖，使人不易患感冒。此外，多食香菇还能抗癌、防癌，因为它含有 6 种多糖体，其中 2 种含有较强的抗癌作用。

香菇含有蘑菇核糖核酸，它能刺激人体产生更多的干扰素，而干扰素能抑制人体内的病毒，促进抗体的形成，所以多食香菇可预防感冒等疾病。另外，它还含有抗癌作用的多糖类物质，这种物质具有调节免疫功能的作用。真菌多糖体主要来自细胞壁，是一种肽葡聚糖，即有许多单糖分子通过苷键相连的高分子多糖化合物。这类化合物对癌细胞并没有直接杀伤能力，但它的奥妙在于刺激抗体的形成，从而提高并调整人体内部积极的防御系统，也就是中医所说的扶正固本作用。

### 菠菜

菠菜味甘性凉，能养血、止血、敛阴、润燥，有利五脏活血、消渴、助消化等功效。可防止便秘。菠菜富含酶，能刺激肠胃、胰腺的分泌，既助消化又润肠道。

菠菜含有叶酸，叶酸能帮助机体制造红细胞，同时又能将摄取的蛋白质转化为氨基酸。叶酸能减少体内导致血管收窄和硬化的氨基酸，并增加血管弹性和促进血液循环，有效预防心脏病。孕妇多吃菠菜有利于胎儿大脑神经的发育，防止畸胎的出现。菠菜中所含的叶绿素，可以净化血液，清除肠胃积热，对于因血质不佳所引起的皮肤干痒、破皮流脓等症状具有消炎作用。

### 苦瓜

苦瓜含有苦瓜蛋白质成分，这种成分能刺激免疫细胞，提高其免疫功能，增强皮肤、毛发等结构组织的活力。它能中断黑素生长的过程，可以阻止已生成的多巴醌，进一步氧化而还原为多巴，并能降低血清铜氧化酶的含量，影响酪氨酶的活性。因为酪氨酸、酪氨酸酶、多巴、多巴醌是生物合成黑素不可缺少的物质，从而可以干扰黑素的生物合成。人体肤色的深浅及色斑，主要与黑素细胞合成黑素有直接关系。因此，女性要经常吃一些能促进黑素代谢的食物，可使皮肤白皙细嫩，富有弹性。

苦瓜对中暑、痢疾、恶疮等有防治作用；它营养丰富，含有多种氨基酸、维生素及矿物质，对癌症有防治作用。

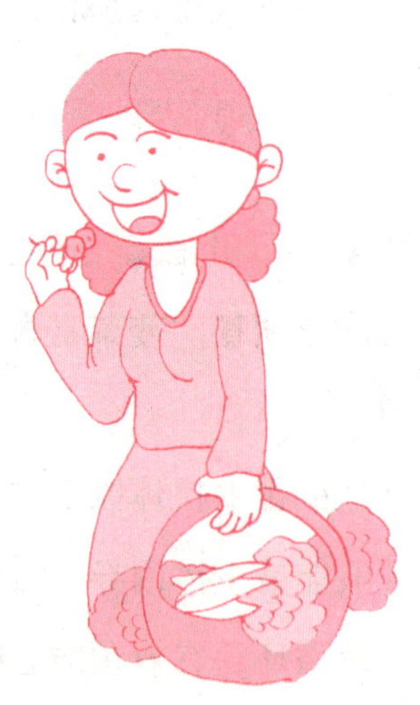

# 第七章

## 你了解孕前健身的窍门吗

# 运动让我们更“性福”

## 运动补肾气

一些年轻小夫妻在经常性频繁的房事后，丈夫往往会感觉腰酸腿疼，精力下降，这就是劳欲过度的表现，这说明肾气已经不足，产生的精子质量也受性功能过劳的影响出现下降的趋势。因此，在怀孕前，消除疲劳，恢复、修补性功能，及时恢复因劳欲过度、多用脑力而导致的心脾受损、精气虚寒等，对准备生育的年轻夫妇来说非常必要。

### 1. 预备动作

平坐或平卧，全身放松，排除杂念，渐渐入静。轻闭双目，收回双目外露之神光，下照丹田，以轻微的自然腹式呼吸，静守丹田 10 分钟以上。待全身气血平和，再把目光下注会阴穴，略停片刻。

### 2. 以意引气

以轻微的腹式呼吸，吸气使会阴之气上尾闾，再沿督脉夹脊上达百会穴。呼气，将气自百会穴沿任脉下达会阴穴。

### 3. 分气至穴

吸气，把气从会阴穴吸到脐，分成左右两股，沿带脉分达背后命门穴，再自命门穴把气送到左右两肾后直吸上肩井穴。呼气，把气从肩井穴送至两肘尖，经手背过中指回抵内劳宫穴。

### 4. 下注会阴

吸气，把气从内劳宫吸至胸前左右两乳下。呼气降于左右两带脉，并向脐集合，下注于会阴穴。

### 5. 气抵涌泉

吸气，把会阴之气吸至脐下，呼气，再把脐下之气降至会阴，分成左右两股，沿两大腿外侧经足背、中距，抵涌泉穴。

### 6. 气沉会阴

吸气，使气从涌泉穴经腿内侧抵会阴，上达丹田。呼气，使丹田之气再降至会阴穴，静守片刻，呼吸任其自然，不加注意。片刻后可重复上述练法。

### 7. 收式

微用意将双目神光移至丹田，片刻，以意引气逆时针绕丹田 36 圈，再顺时针 24 圈后，气聚丹田。稍息后行擦脸、梳头、鸣天鼓，引气自头部降至足底涌泉穴即起立，意守涌泉，原地踏步数次即可。

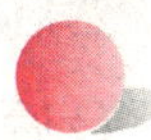

## 男性常用补肾按摩五法

下面介绍的是男性常用的按摩补肾方法，有益气补肾、壮阳固精之效，适合在晚上睡觉前练习，连续按摩半个月可以收到较好的效果。

### 1. 按揉腹部

仰卧于床上，左手放在身下，掌心贴着腰部，右手放在肚脐下方，然后右手按顺时针方向慢慢按揉，按压的力度不宜过大，揉36圈即可。然后，左右手互换，右手放在腰下，左手按揉36圈。

### 2. 按摩大腿

仰卧姿势，双腿分开，双手搓热后放在下腹部，依次按揉下腹部、耻骨、腹股沟、大腿等部位，然后再反向按摩至下腹部，如此按揉36个来回。腹股沟处的皮肤较薄，按揉时力度要轻；大腿部位的脂肪较多，可加大按揉的力度，也可适当掐捏。

### 3. 摩揉阴囊

双手合掌搓热，然后捂住外阴部位，使温热的掌心贴住睾丸，静待一分钟后，左手拢住阴茎，右手握住阴囊，右手指轻揉睾丸，使其在阴囊中滑动，右手指还可以轻揉睾丸周围的血管等组织。右手按揉2~3分钟即可，然后换为左手按揉。此方法可以促进血液循环，提高生理功能。

### 4. 按摩双肾

呈坐姿或站姿，双手搓热后，分别贴于后腰左右肾的位置上，手掌紧贴肾部皮肤，中间不可有衣服阻隔。静待一分钟后，左右手各按揉一侧的肾部，具体方法为：双手虎口卡住皮肤，手掌上下揉动，然后大拇指不动，四指压住皮肤轻轻旋转揉压。左右肾各按揉36次，最后，双手轻拍两肾部36下。

### 5. 手脚互拉

仰卧在床，屈腿抬起，双手向上拉住双脚，左右手的虎口卡住双脚脚背，四指按住脚心的涌泉穴，然后双脚向上蹬，双手向下拉，形成互相拉扯之力，这时腰部也会因受力而绷紧。吸气时，手脚拉扯力度减小，腰部也放松；呼气时力度加大，腰部绷紧，以呼吸36次即可。

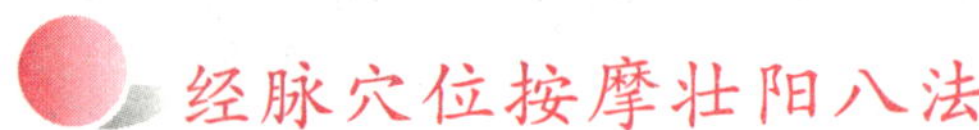

## 经脉穴位按摩壮阳八法

经常按摩与补肾、生殖有关的穴位和反射区对男性的生育能力有较好的补益作用，下面就介绍几个常见的男性补肾穴位，简单易学，效果较为显著。

### 1. 风池穴

风池穴位于后脑枕骨下方，胸锁乳突肌与斜方肌上端之间的凹陷处。按摩这个穴位能醒脑开窍、补肾壮阳，具体按摩方法是用右手的拇指按住这个穴位轻轻顺时针揉动，然后逆时针揉动，按摩3分钟即可，最后可以用拇指和食指捏住这个穴位的皮肤，轻轻提起然后放开，如此几次即可。

### 2. 百会穴

百会穴位于头顶正中线与两耳尖联线的交叉点处。可以用手掌或拇

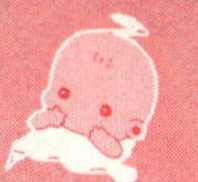

指按在这个穴位上轻轻揉动，或者五指成爪形，来回抓拢百会穴所在的皮肤，按摩时间以 3 分钟左右为宜。

### 3. 印堂穴

印堂穴位于眉心，也就是两眉头连线的中点位置。这个穴位主要是用食指或拇指按揉，或者屈起食指刮擦该穴位。

### 4. 商阳穴

商阳穴位于手食指顶端的桡侧，距指甲角仅 1 分处。刺激这个穴位，能起到强精壮阳的功效。按摩方法有多种，常见的有左手食指、拇指掐捏右手的商阳穴，或右手的食指和拇指掐捏左手的商阳穴，或者用牙签的钝面轻轻摁压这个穴位，刺激时间约 3 分钟即可，一天按摩刺激数次即可。

### 5. 关元穴

关元穴位于脐下 3 寸处，属于任脉中的一个重要穴位。任脉行于胸腹正中，上抵颏部，恰好是人躯体的正中线，对人体的生殖功能有着重要作用。按摩关元穴的方法主要有两种，一是按揉，二是震颤。按揉时要双手重叠放在穴位上，稍微用力以顺时针方向缓缓按揉，一般揉 36 圈即可，然后再逆时针揉 36 圈。震颤的具体方法是，双手重叠放在该穴位上，然后以较快的频率上下抖动双手。

### 6. 三阴交穴

三阴交穴位于内踝尖直上 3 寸，胫骨后缘。它是肝经、脾经、肾经三条阴经的交集点，所以称为三阴交，经常按摩此穴对男性遗精、阳痿等性功能障碍有较好的疗效。在日常生活中，可以用左手握着右脚的脚踝处，拇指按在三阴交上，轻轻按揉一分钟即可，然后换右手握住左脚的脚踝处，拇指按揉左脚的三阴交穴。

### 7. 涌泉穴

涌泉穴的位置比较好找，在脚底部，足前部凹陷处，约第2、3趾趾缝纹头端与足跟连线的前1/3处。在按摩前，先用热水洗脚，然后用左手大拇指按压右脚的涌泉穴，用右手大拇指按压左脚的涌泉穴3分钟即可，或用圆滑的钢笔帽等按揉该穴位也可，或者脚心上踩着鹅卵石来回滚动也可。

### 8. 筑宾穴

筑宾穴位于人体的小腿内侧，内踝尖上5寸，太溪穴与阴谷穴的连线上，当腓肠肌肌腹的内下方凹陷处。按摩方法主要是掐捏或揉捏，用左手拇指按在穴位上，轻轻揉动，或者拇指和食指掐住该穴位上的皮肤轻轻提起然后放开，按摩时间以3分钟为宜。

## 耳部按摩补肾九法

人的双耳上有着人体各重要器官的反射区，经常对其进行按摩，不仅能增强听力，还能对人体起到保健的作用，其中就有健肾壮阳这一重要功能。

### 1. 摩耳孔

将双手食指轻轻插入左右耳孔，轻轻转动食指后拔出，然后再插入耳孔，如此反复十余次即可。

### 2. 摩揉耳屏

耳屏就是指外耳门前面的突起，由软骨和皮肤构成，能遮住外耳门。按摩耳屏的方法主要有摩擦和捏揉，摩擦时是用左手食指指肚在左耳耳屏部上下摩擦，右手食指在右耳耳屏部摩擦。捏揉主要是用食指和拇指夹住耳屏，轻轻揉动，以不感觉疼痛为宜。摩揉耳屏 36 次即可。

### 3. 刮外耳

双手手掌放在太阳穴的位置，然后向脑后刮擦，外耳在刮擦下能听到“嗡嗡”的声音，如此刮擦 36 次即可。

### 4. 鸣天鼓

用双手的手掌紧紧捂住整个外耳，拇指、无名指和小指紧贴后脑勺，双手的食指和中指弹击后脑，就能听到震动的声音，然后松开双手，如此 36 次即可。

### 5. 捏揉耳轮

用左手的拇指和食指夹住耳廓，然后轻轻捏揉，从耳轮的上部开始逐渐捏揉到下部，如此反复 8 次。然后，右手对右耳也如此按摩即可。

### 6. 按压耳窝

耳窝在外耳道开口的凹陷处，即耳孔的下方，用食指对这里轻轻地摩擦和按压，如此 36 次即可。

### 7. 提耳朵

用左手的食指和拇指捏住左耳的顶部，然后轻轻上提，直到有疼痛感为止，然后捏揉该处，反复 16 次即可；然后右手对右耳也如此按摩。

### 8. 拽耳垂

双手的拇指和食指捏住左右耳垂，稍加用力地揉捏，然后向下拽拉耳垂36次，然后再用手掌搓整只耳朵即可。

### 9. 推耳后

双手的食指和中指并拢伸直，放于头部的贴近耳尖处，然后搓动该处的皮肤，并顺着外耳根缓缓向下移动，然后再从耳根下部向上推按，如此反复36次即可。

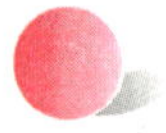

## 气血不足就用滋阴理气法

年轻女性常有这样的感觉，下腹冷凉，四肢也总是捂不热，这就是气血不足所致。时间长了就表现为行经不畅、经前腹泻等症状。严重的甚至会出现一些妇科病，这就不利于孕育生子。因此，在孕育前的半年时间内，就要加强锻炼身体，使自己的身体功能达到一个良好的状态。而滋阴理气法对这种病症有良好效果的锻炼方法，它简单易行，效果显著，特别适合年轻女性练习。

本法重在补肾扶脾，调理气血，能起到理气和血，协同脏腑，通调冲任的作用。

### 1. 站桩守窍

松静直立，两脚与肩同宽，双手相叠，右手在内，掌心对丹田。百会、丹田、会阴三点一线，舌舐上腭，自然呼吸，排除杂念，意守丹田。

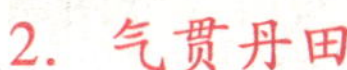

### 2. 气贯丹田

两手向两侧张开，掌心向前向上，同时呼气，然后再向腹前慢慢合拢，仍归于丹田处，同时吸气。意想自然之气随两手归拢而吸入腹内，贯充丹田，从而使内气充足、鼓荡。采用腹式呼吸法，做60次。

### 3. 丹田开合

两手掌背相对，从丹田处慢慢向左右两侧分开，做开门式，同时呼气，然后转掌，掌心相对，慢慢关合至丹田处，做关合式，同时吸气。如此开合60次。

### 4. 气运八卦

两手相叠同1，做腹部按摩。手掌不离丹田，动作宜轻慢，重在以意引气，意想丹田真气随着手势在腹内成八卦运行不息。先顺时针，后逆时针，各做36次。

### 5. 丹定少阴

两手掌背相对，从丹田处慢慢分开，绕腰腹循行一周至命门穴，同时吸气；意气相随绕行一周至命门穴，同时呼气。意想内气从命门穴夹背下行至会阴穴后分两线，沿大腿内侧过膝、过踝走至足下涌泉穴。如此6遍后，松静站立，意守涌泉，定丹于少阴。

### 6. 涌泉呼吸

意守涌泉片刻。吸气时，意想气由两足涌泉穴吸入，经足踝、小腿、膝、大腿内侧至会阴穴而入腹内丹田，在腹内稍作停顿后，随即意开命门穴。同时开始呼气，使气从命门穴下行至会阴穴后，分两条线同上式至涌泉穴呼出。如此周而复始，一呼一吸，做 60 次。手势导引如下：吸气时，中指与拇指相搭，握成空心拳，从大腿两侧慢慢向前上提引气至两腋下平膻中穴；呼气时，两手拳心向下，沿腋下两侧下行至大腿两侧，如此以意引气，使真气循足少阴肾经周流不息。

### 7. 收式

接上式，在呼气至涌泉穴时，意想气出涌泉后入地 1 米，然后吸气，意想气由地下 1 米上升入涌泉后返于丹田归元。反复数次后，搓手浴面梳头。

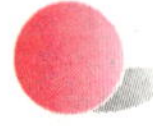

## 周天调息法使身体健康

周天调息法是通过运动者手臂、腰、臀、腿和呼吸的相互配合，活动全身，可以弥补年轻女性活动量少，有些身体部位锻炼不足的情况，帮助调理全身的气血，祛除体内暗藏的各种疾病，以健康的状态准备怀孕。

本法运动量不大，功法简便，易学易懂，久练可收到强身健体、延年益寿的效果。

### 1. 预备式

全身放松，两腿直立，两脚平行同肩宽，排除杂念，意守下丹田，两眼平视正前方后微闭，先呼后吸做深呼吸2～3 分钟后，按次序练习。

## 2. 提

腰向前弯，使腰与腿成90°角，同时两臂下垂，手指指向地面，然后先将四指并拢，后收四指抓紧抓实，将拇指搭在食指和中指的背面。接着如提石锁状用力收两拳头向胯前提，同时将腰伸直，两小臂放平与上臂成直角。提时要深吸气。两拳提到胯前时，放松拳头，同时长呼气。

## 3. 举

收胯前的两拳头抓紧抓实，如举重状用力将两臂向上举直。举时深吸气，完了将拳头松开在长呼气中徐徐将两臂下移，使两手置于胯部。

## 4. 推

接上式将胯部的手掌翘起，手指向上，用力向前推，如推墙状，直至两臂伸直与肩平，推时深吸气，推毕长呼气。

## 5. 拿

将推出去的手掌变拳抓紧抓实，如同身前揪重物状，两手往胸前两乳部收，拿时深吸气，然后长呼气。

## 6. 拉

先将两臂展开如大雁展翅状，拳背在上，拳头抓紧抓实，用力将两臂的拳头往腋下收，同时深吸气，两拳到腋下后，在放松拳头中长呼气。

## 7. 按

将腋下的手展开，手心向上，然后挺胸，在深吸气中将两手用力往胯部向下向后按，至两臂伸直后长呼气。

### 8. 抱

两臂两手在深吸气中抱大树状用力抱圆，两手的手指尖接近时长呼气，同时将手放松，两掌变拳，拳心向上，收至胯部。

### 9. 抓

将拳头抓紧抓实，拳背翻向上，在深吸气中用力将拳头向前击，至两臂伸直。然后两拳松开，双臂徐徐下落至体侧，同时长呼气。由此回到预备式的姿势。根据自己的时间决定练习的次数。

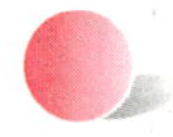

## 调理经血的运动方法

痛经是一种常见的妇科疾病，多因七情所伤、起居不慎、素体虚弱等所致，使气血运行不畅，宫经血流受阻，不通则痛。也可能与子宫发育不良等因素有关，这些都不利于孕育生子。因此，在怀孕前，需要女性将身体调理好，使子宫等生理功能恢复正常，而本法对祛除痛经有显著的疗效。

### 1. 调和冲任法

①取坐势，全身放松，调匀呼吸，排除杂念，两手重叠，左手在外，右手在里，劳宫对准脐眼，轻放于脐上。

②用意念和呼吸导引内气。吸气时，收腹提肛，并带动会阴紧缩上提，同时意念由会阴引气达于丹田；呼气时肛门与小腹放松。如此一呼一吸，练10分钟。初练时用意念配合呼吸导引气息，熟练后只用意念导引。

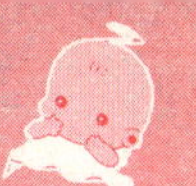

③收式时，导气归下丹田，稍停，两目慢慢睁开，两手搓热，轻轻擦面如洗脸状 5 ~7 次，再起身活动。

## 2. 揉腹壮丹法

①仰卧床上，双脚脚跟相对，双手平伸。

②手掌向上，意念掌心吸气，待有沉重感或温热感后，以掌分放在上腹部剑突两侧，指尖向下。然后双手沿腹中线，往下推至耻骨，同时呼气。自耻骨后分左右，沿腹股沟向上至起点，同时吸气。一上一下为 1 次，做 18 次。

③再将手分左右，沿腹股沟下推至耻骨，同时呼气，再由耻骨沿腹中线至起点，同时吸气，做 18 次。

④再将双手重叠，右手在下，往里按时呼气，抬起时吸气，自腹上部，沿中线至耻骨，依次做 18 次。

⑤双手放在腹部两侧，沿腹股沟往下，推至耻骨，同时吸气；由耻骨返回起点，同时吸气，做 18 次。然后双手分放在腹侧，沿腹股沟入往下逐渐按压至耻骨。按为呼，抬起吸，其做 9 次。

⑥双手按压关元穴 18 次后，意守丹田片刻即可。

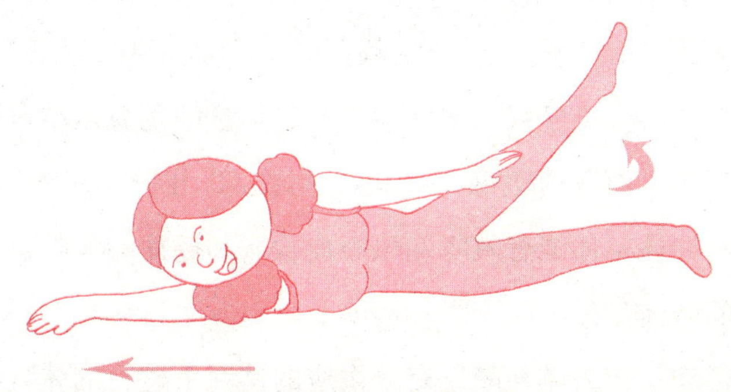

# 有氧运动，助育更助孕

## 适合孕前进行的有氧运动

有氧运动是近年来新兴的一种体育运动方式，它简便易行，安全有效。特别是对日常工作较忙，运动量不大的小夫妻来说，这种科学的运动方式非常合适。尤其是有氧运动循序渐进，以充足的氧气交换带动全身器官的活动特别适合孕前小夫妻的保健型运动的宗旨，既可避免运动伤害，又能调理全身器官，赶走亚健康，为孕育小宝宝打下良好的生理基础。

有氧运动的创始人是美国预防医学专家库珀，他曾经长期担任美国总统的私人医生。他凭自己的实践经验，向人们提出了“有氧运动”的概念和自己的健身建议。他认为：大运动量的健身运动有可能会慢慢损伤你的身体。而每周锻炼 3~5 次，每次 30 分钟，这些适量的运动，不但能强身健体，还能有效降低患心血管病和癌症的危险，降低甚至祛除孕育前的身体隐患。

有氧运动是指人体在氧气充分供应的情况下进行的体育锻炼，即在运动过程中，人体吸入的氧气量和身体需求量相等，达到生理上的平衡状态。有氧运动衡量的标准是心率。心率保持在 150 次/分的运动量为

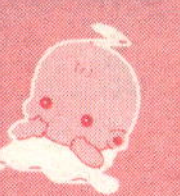

有氧运动，因为此时血液可以供给心肌足够的氧气。它的特点是强度低，有节奏，持续时间较长。要求每次锻炼的时间不少于1小时，每周坚持3~5次。

在进行有氧运动时，因肌肉收缩而需要大量的养分和氧气，心脏的收缩次数增加，每次压送出的血液量也比平常多，同时，氧气的需求量也相应增加，呼吸次数比平常也多，肺部的收张程度也大。当运动持续时间较长时，肌肉长时间收缩，心肺就必须努力地供应氧气分给肌肉，运走肌肉中的废物。这持续性的需求，就能提高心肺的耐力，改善自身的血液供应，降低心脏病发作的危险性，并可以降低血压。众所周知，高血压也是能够遗传的，而患有高血压病的母亲在孕育中会使病情骤然加重，甚至影响胎儿的发育。可见，为了宝宝的健康，小夫妻在怀孕前尽量让身体处在最佳的健康状态是很有必要的。

由于生活习惯和工作方式，现在很多年轻人的身体都处在亚健康状态，体重超重，血压、血脂超标现象时有发生。而日常规律的运动就是解决这些问题最好的方法。例如，有氧运动就能够有效地降低血脂水平，这是因为它可以提高高密度脂蛋白胆固醇（俗话说的“好胆固醇”），使低密度脂蛋白胆固醇（俗话说的“坏胆固醇”）水平下降。而高密度脂蛋白胆固醇水平上升，促进脂肪代谢。而低密度脂蛋白胆固醇对于夫妻生活的影响，就是能加速男性性功能下降的速度，尤其是对于一些30岁左右，日常缺少运动而高脂肪、高蛋白质、高热量食物过多摄入的男性危害更甚，甚至会影响生育。因此，在运动中健身排毒将坏胆固醇排出体外，就有着很重要的意义了。另外，长期进行中等或中、小强度的运动，还会增强肺活量，控制高血压，调整脂肪代谢，防止动脉硬化。

可见，运动，特别是有氧运动是日常运动，更是孕前运动的首要选择。

## 步行也是一种健身方法

外国有句名言："腾不出时间运动的人，早晚会被迫腾出时间生病。"运动、阳光、空气与水，是生命的四大基石，而孕育新的生命，更需要小夫妻的这四大基石都很坚实才行。因此，对小夫妻来说，运动不但可以使身体的心肺、血液、消化、内分泌系统得到锻炼，对外界的反应更加灵敏，使全身肌肉、骨骼强壮，陶冶情操，回归自然，更是孕育健康宝宝的有力保障。

1992 年，世界卫生组织提出：最好的运动是步行。这是因为人是直立行走的，人类的生理与解剖结构最适合步行。美国最新研究表明，适当有效的步行可以明显降低血脂水平，预防动脉粥样硬化，防止冠心病。步行对于一般人群来说，不仅可强身健体，更可以治疗疾病。当然还要掌握科学要领：坚持、有序、适度。

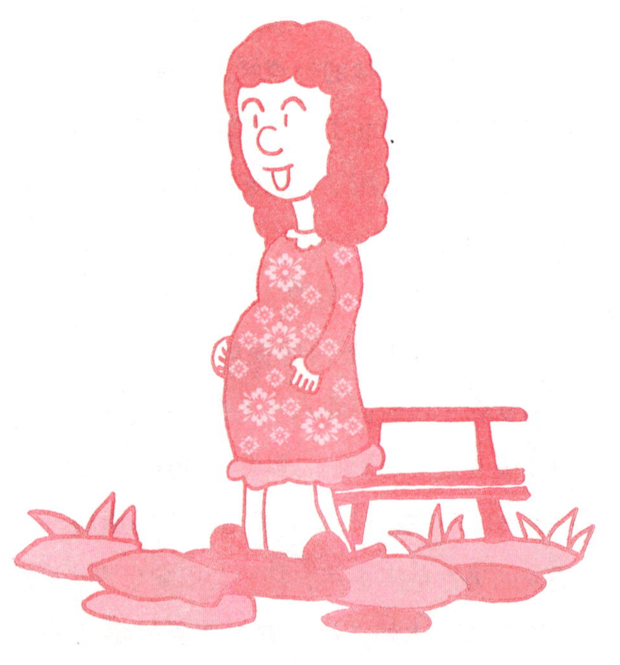

步行应选择在空气清新、环境幽静的花园、公园、林荫道上进行。步行时要保持身体自然正直，抬头挺胸，两眼平视，呼吸自如，随着步

子的节奏，两臂自然而有规律地摆动。

步行运动量的大小因人而异，以身体发热、微出汗为宜。一般来说，每分钟步行 40～70 米为慢速步行，每分钟步行 70～90 米为中速步行，每分钟步行 90～100 米为快速步行。一般在进行步行运动时，开始宜用慢速步行，以后再逐步增加步行速度。步行的时间可从每次 5 分钟开始，逐渐延长至每次 30～40 分钟，步行距离可从 500 米逐渐延长至 1 000米或1 500米，中间可穿插一些登台阶或爬斜坡等路段，运动者可根据自己的实际情况调整适合自己的运动量。

一般在慢速步行时，每分钟的热量消耗为 52. 67 千焦（12. 6 千卡），每小时大约消耗 3499. 5 千焦（837. 2 千卡）的热量。如果不增加进食总量，每日步行 1 小时，坚持 3 周，就可以减轻体重 0. 5 千克。

## 有氧运动应注意什么

对于一些体重超重的小夫妻来说，想在孕前恢复到正常体重，以健康的体魄孕育自己的宝宝是很正常的事情。那么，怎么样才能减掉自己身上的脂肪呢？毫无疑问，有氧运动，尤其是持续时间较长的有氧运动就能达到这个目的。

我们知道，人体内糖的贮存量是很有限的，而脂肪的贮存量却很丰富，当人体在短时间内运动时，主要是靠消耗体内的糖来提供热量。在长时间的持续运动时，贮量有限的糖就不能持续供应热量，而逐渐转为靠消耗体内脂肪来提供热量。比较胖的人，要想通过运动降低体重，就要参加能多消耗脂肪的持续时间较长的耐力运动，如走路、健身跑、骑自行车、游泳、划船、登山等。

需要注意的是，小夫妻在日常锻炼时应掌握合适的运动量，只有运动量掌握得合适，才能取得最佳的效果。运动量包括两个要素：一是运动强度，二是运动时间。一般来说，采用运动强度小而运动时间偏长的锻炼方案，以保证人体吸入足够的氧，有助于更多地消耗脂肪。由于运动强度常和心率的快慢有密切关系，所以通常衡量运动强度的最简单的方法是以心率的快慢为标准。参加锻炼前要设法找出本人在运动中允许达到的最合适的心率数，最常用的计算公式如下：（按年龄计最高心率-安静心率）×0.6+安静心率=运动中合适心率。按年龄计最高心率只要用220减去年龄即可取得。

例如，一位55岁的中年人，他的安静心率是每分钟70次，那么他在运动中允许达到的心率就是：（165-70）×0.6+70=127次/分。按这样的强度每次锻炼20~30分钟，每天锻炼一次就可以了，这就是他最合适的运动量。

有氧运动是整个锻炼的核心，需要保证质与量。所谓“质”是锻炼中心率要达到“有效心率范围”并保持在这个范围；所谓“量”就是要保证每周运动的次数和每次运动的时间，这样收效才会明显。

锻炼时间的选择上，小夫妻不宜在早晨过早地锻炼。因为时间越早天越黑、气温也越低，不仅易发生跌跤，而且易受凉，诱发感冒、慢性支气管炎急性发作、心绞痛、心肌梗死和脑卒中等疾病。太阳初升后外出锻炼比较合适，并注意保暖。如果早晨没有时间锻炼，那在晚上下班后的七八点钟锻炼一会儿也是不错的选择。

## 慢跑，让你从亚健康中“跑”出来

孕前健身的方法中，简单之极、堪称返璞归真的一种就是慢跑健身。人人都会跑步，也都知道一些跑步的方法和诀窍，只要能按照有氧

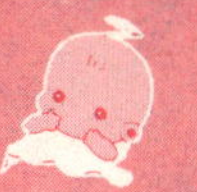

运动的原则，坚持下来，就会取得惊人的健身效果。特别是对于一些日常工作繁忙，没有时间去健身房的小夫妻来说，在上下班之余，慢慢地跑上一段时间，坚持下去，就会从原本的亚健康状态中恢复过来，继而以充沛的精力、积极乐观的心态迎接新生命的到来，达到优生优育的目的。

慢跑是一种中等强度的锻炼方法，近年来流行于世界各地，被人们誉为“有氧代谢运动之王”。从20世纪60年代起，在美国每年估计有700万~1000万人坚持慢跑。它的运动强度大于步行，适合于有一定锻炼基础、身体条件较好的患者。对于保持中老年人良好的心脏功能，防止肺组织弹性衰退，预防肌肉萎缩，防治冠心病、高脂血症、动脉硬化等，具有积极的作用。

慢跑又称健身跑，其优点是不需要任何运动器械，不受时间、地点的限制，并且运动效果明显。慢跑时的供氧量比静止时多8~10倍，能使心脏和血管得到良性刺激，可有效地增强心肺的功能和耐力。通过适当的慢跑，可增强腿力，对全身肌肉，尤其对下肢的关节、肌肉有明显的锻炼效果。并且能减轻体重。同时，慢跑可提高机体代谢功能，调节大脑皮质功能，使人精神愉快，促进胃肠蠕动，增强消化功能。对于缺乏锻炼基础的人，应先进行步行锻炼，然后过渡到走跑交替（间歇跑），使机体有个适应过程，最后再进行慢跑运动。

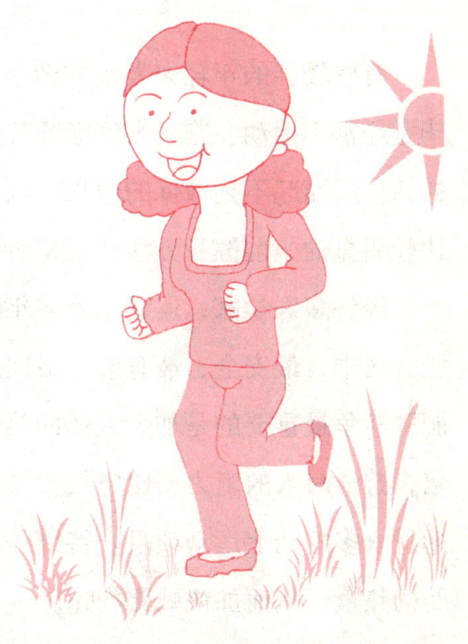

慢跑运动可分为原地跑、自由跑和定量跑等。据专家测算，慢跑平均每分钟消耗41.8～54.34千焦（10～13千卡）的热量。慢跑应选择空气新鲜、道路平坦的场所进行，不要在饭后立即跑步，也不宜在跑步后立即进食。慢跑后可做一些整理活动，及时用干毛巾擦汗，穿好衣服。

需要注意的是，小夫妻在慢跑运动中，不可贪多求快，身体锻炼欲速则不达，因此在慢跑中若出现呼吸困难、心悸、胸痛、腹痛等症状，应立即减速或停止跑步，必要时可到医院检查诊治。

## 想减肥，选游泳

有些较胖的年轻夫妻也知道孕前健身的益处，但是不太喜欢跑步，毕竟经常不运动，跑起来气喘吁吁的很是累人，而且如果不能长期坚持的话，反而起不到锻炼的效果。因此，这里推荐一种不太累人，效果又比较明显的孕前健身方法，就是游泳健身。

经许多医学家、运动学家多年的跟踪调查和研究后发现，在各种减肥方法中，最安全、最有效、最理想的减肥运动是游泳。专家指出，同肥胖斗争最重要的是加大人体的热量消耗。由于水的导热性是空气的5倍，游泳时水的阻力又比空气大得多，所以游泳时所消耗的热量，远远超过众多的陆上运动项目。特别是长时间的慢速游泳，可以消耗来自脂肪的热量，从而加快减肥的速度。

肥胖者的体形决定了其无论以何种方式在陆上进行减肥运动，均能使身体承受较大的负担。这不仅会使肥胖者行动困难，灵活性降低，并过早地出现疲劳，还易使下肢骨骼、关节等支撑运动的器官发生运动损伤。但游泳时就不同了，由于水的浮力作用，使肥胖者的体重大部分被

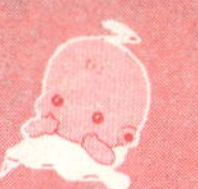

水的浮力抵消，使人在接近失重的状况下进行运动，这就大大减轻了肥胖者运动时下肢的沉重负担。这不仅使肥胖者能在水中轻松自如地运动，而且还大大减少了发生下肢和腰部运动损伤的概率。在水中游泳，水的压力、阻力和浮力对人体也是一种极好的按摩，对医治因肥胖而带来的一系列疾病都有良好的效果，而且肥胖者的心血管系统的负担也不会过大。实验证明，游泳还能有效地缓解大脑的紧张程度，并降低血管平滑肌的敏感性，有预防和治疗高血压的作用。而且水具有浮力，比起在陆地上走路而言，对于足腰部位的压力较少，一些腰痛的人或是膝部容易受损的人也适合运用这种方法。

为了未来的宝宝，咱不跑步，游泳健身也可以呀。

## 骑车健身更科学

利用器械进行孕前锻炼健身也是一个不错的办法。现在，很多城市里都兴起了一种骑自行车运动。就是爱好骑自行车的人聚在一起，边骑车健身，边在城市周边作短途旅行游览。当然，如果休息时间不多的话，自己或者小两口骑车健身也是挺好的。

不管是在室外骑自行车进行锻炼，还是在健身房骑固定自行车运动，都和跑步、游泳一样，是一种最能改善人们心肺功能的耐力性锻炼。在美国，每年有2 000万人骑自行车健身，而且参加的人数越来越多，法、德、比利时、瑞典等国也是如此。

骑自行车是一种眼、手、身、腿并用的全身性运动，骑车有益于提高心肺功能和消化功能，还能促进血液循环和新陈代谢。运用慢中速运动量，每小时10～15千米，每天锻炼30～60分钟，可起到较明显的健身兼减肥作用。健康的身体对于年轻女性来说，不但为孕育宝宝创造了良好的生理条件，还能有效减轻妊娠反应，增强孕期的抵抗疾病能力，有利于顺利分娩。可见，孕前运动的好处是多方面的。

有研究表明，骑车消耗的热量与路面坡度和负载有关。所以，体力好者想要增加运动强度时，可选择有一定坡度的路段或者负重锻炼。

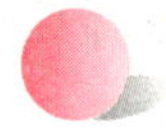

## 爬楼梯运动健身最有效

住在城市中的年轻夫妻，大都住在楼群中。高楼层的住户每天进出都乘坐电梯，没有电梯的低楼层的住户爬几步楼梯也觉得没有什么，可不要小看这上上下下的爬楼梯活动，它可是堪比爬山的孕前健身好方法。

有学者调查发现，一星期登5 000级（每天714级，相当于上下6楼3次）阶梯的人，其病死率比不运动者低1/3。爬楼梯消耗的热量，比静坐多10倍，比散步多3倍，比步行多1.7倍，比打乒乓球多1.3倍，比打网球多1.5倍，比骑自行车多1.5倍。运动者跑2~3次6层楼相当800~1 500米的运动量。另外，爬楼梯也是一种全身运动，运动时下肢肌肉、骨、关节、韧带都能得到锻炼，使肌肉发达，关节灵活，同时使神经系统的反应更灵敏，可使全身血液循环加快，改善心肺功能，促进消化吸收，改善血脂代谢，延缓动脉硬化的发生，并使心脏处于良好的功能状态。也就是说，经常进行爬楼梯运动，可以在较短的时间内让全身得到较好的锻炼，这种有氧运动对于孕前健身效果较为明显。

爬楼梯锻炼应该注意以下几点：

不要影响邻居行走。进行爬楼梯锻炼，最好在清晨邻居大部分尚未起床时，这时楼道中行人极少，也不会对锻炼产生干扰。

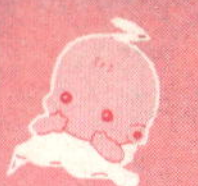

不要摸黑锻炼。有些楼道采光不好，锻炼时可打开楼道的电灯，增加照明度，以便看清梯级。

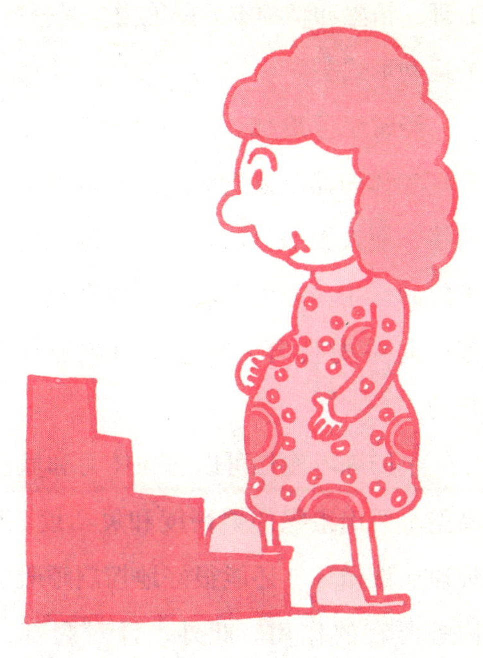

不宜穿拖鞋。进行爬楼梯锻炼时，以轻装、空手为好，不宜穿拖鞋，一方面拖沓声惊扰别人，另一方面容易松脱或摔跤。

上下楼时应集中注意力，保持稳健从容的步态。扭伤多发生在下楼时，因此，下楼时不要过急，要注意步步踩实。

## 适宜女性的瑜伽

现在，国内流行着从印度、西方流传过来的瑜伽健身。这种看起来夸张的肢体训练，其实也是很好的孕前健身运动。尤其是对于年轻女性，它可以很好地伸展女性的肢体，让其更加柔韧灵活，锻炼女性的耐力，使女性在孕育后身体能更好地适应种种生理变化，减轻孕期各种反应。练习瑜伽时，同时配以瑜伽音乐，更能陶冶心灵，驱走工作、生活中的烦恼。

瑜伽，是从印度梵语而来，含意为“一致”、“结合”或“和谐”。它是通过提升意识，帮助人们充分发挥潜能的哲学体系及其指导下的运动体系。瑜伽姿势是一个运用古老而易于掌握的方法，提高人们生理、心理、情感和精神方面的能力，是一种达到身体、心灵与精神和谐统一的运动形式。

经常练习瑜伽，能使体格健壮，免疫力增加，减缓大脑、腺体、脊柱和体内器官衰老的速度和程度。还能改善视力和听力，调整心智情绪，使人更加自信和乐观。瑜伽的倒立，能消除地心引力对皮肤的下拉的作用，产生天然“拉皮”的效果，减少皱纹，还能使得更多血液流向头皮肌肉，使毛囊得到更多营养，对于滋养头发有很好的帮助。

孕妇练习瑜伽可以增强体力和肌肉张力，增强身体的平衡感，提高整个肌肉组织的柔韧度和灵活度。同时刺激控制激素分泌的腺体，加速血液循环，还能很好地控制呼吸。练习这套瑜伽还可以起到按摩内脏器官的作用。此外，针对腹部练习的瑜伽可以帮助产后重塑身材。

**瑜伽的锻炼时间选择。**一般来说，只要保证空腹状态，一天中的任何时间都可以练习。其中，清晨4～6时是练习瑜伽的最佳时刻，这时周围万籁俱寂，空气较为纯净，肠胃活动基本停止，大脑尚未活跃起来，容易进入瑜伽的深层练习状态。

**瑜伽的锻炼地点选择。**练习瑜伽最好能在干净、舒适的房间里，有足够的伸展身体的空间，避免靠近任何家具，房间内空气清新、流通。也可以选择在露天的自然地练习，比如花园等环境较好的地方，不要在污染的环境和太阳直射下练习。

**瑜伽的衣着选择。**练习瑜伽姿势时应穿着宽松柔软的衣服，以棉麻质地者为佳，必须保证透气和练习时机体不受拘束。鞋子、袜子、手表、眼睛以及腰带等多余的物品都要除下。

**道具的选择。**不能在过硬或太软的地方练习瑜伽，最好使用专业的瑜伽垫，它能发挥缓冲作用，帮助保持身体平衡。在家中，地毯或

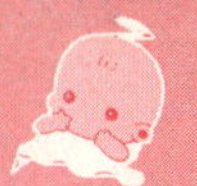

对折的毛毯也可代替瑜伽垫。初学者可以使用瑜伽砖、瑜伽绳，甚至墙壁、桌椅等一些道具来辅助练习某些姿式。

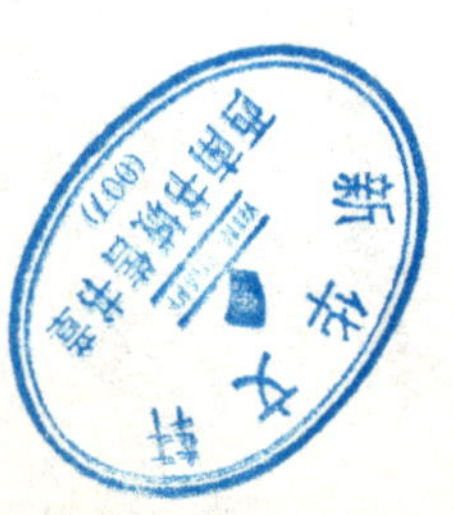